AF493816

RÉTRÉCISSEMENTS LARGES

ET

URÉTHRITES CHRONIQUES

PAR

LE Dr A. GRANEL
Chef de clinique du docteur Desnos.

PARIS
IMPRIMERIE DE LA FACULTÉ DE MÉDECINE
52, rue Madame

1900

RÉTRÉCISSEMENTS LARGES

ET

URÉTHRITES CHRONIQUES

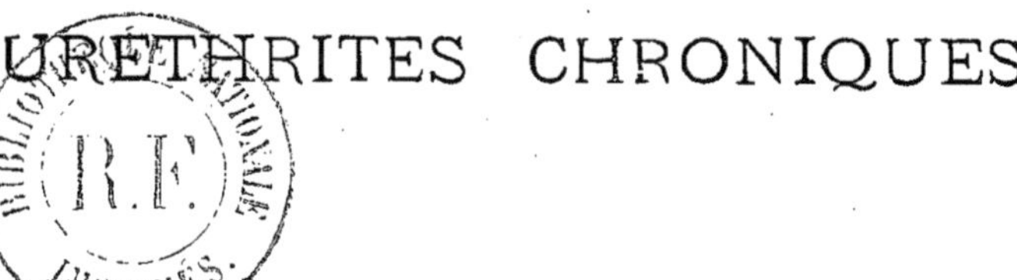

PAR

LE Dr A. GRANEL
Chef de clinique du docteur Desnos.

PARIS
IMPRIMERIE DE LA FACULTÉ DE MÉDECINE
52, rue Madame

1900

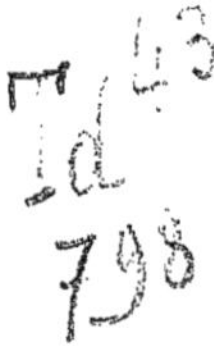

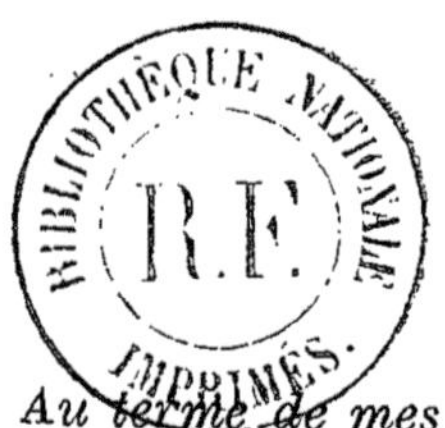

Au terme de mes études médicales, je confonds tous les miens dans une même pensée reconnaissante. Je leur dédie ce modeste travail.

Je tiens à exprimer tous mes remerciements aux maîtres qui ont guidé mes études, à ceux de Toulouse et à ceux de Paris.

Cependant, une plus grande part de ma reconnaissance doit s'adresser à mon vrai maître, le docteur Desnos. Il m'a prodigué les marques de sa sollicitude depuis le jour où il m'admit à sa clinique de la rue Malebranche, jusqu'au jour où il me fit l'honneur de me choisir pour assistant particulier : je lui garde une vive gratitude, un profond dévouement.

Je n'oublierai pas mon ami, le docteur Paul Guillon, qui fut toujours pour moi un guide bienveillant et dévoué.

Je ne saurais trop reconnaître l'honneur que me fait le professeur Berger en acceptant la présidence de cette thèse.

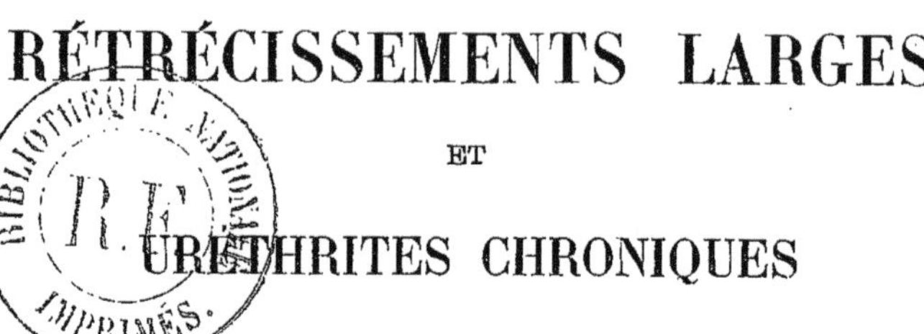

RÉTRÉCISSEMENTS LARGES

ET

URÉTHRITES CHRONIQUES

AVANT-PROPOS

Pendant les quatre années que nous avons eu l'honneur de suivre l'enseignement du docteur Desnos, nous avons été frappé du nombre de malades qui venaient consulter pour des uréthrites chroniques de date ancienne. Presque tous avaient déjà été traités; les uns mal, il est vrai, mais beaucoup avaient été soumis à des traitements méthodiques et rationnels, qui n'avaient donné aucun résultat satisfaisant.

Rien en effet n'est plus difficile à guérir que certaines uréthrites chroniques; les échecs dans le traitement de ces vieilles infections uréthrales sont innombrables, c'est une vérité clinique qu'aucun praticien ne mettra en doute.

Si l'on songe au nombre considérable de malades porteurs de ce qu'on appelle vulgairement et improprement d'ailleurs « la goutte militaire »; si l'on songe aux conséquences de cette affection au point de vue de la santé publique et au point de vue du malade lui-même, à cause des accidents de toute sorte qu'elle peut entraîner, on comprendra que cette question provoque des observations et des recherches constantes. Nous croyons pour notre part que tout travail, même modeste, pouvant contribuer à éclairer, dans une certaine mesure, certains points de l'étiologie de ces uréthrites persistantes, est un travail bienfaisant.

On a invoqué de nombreuses raisons pour expliquer la désespérante ténacité de certains écoulements.

On a incriminé tour à tour :

1° Les traitements intempestifs et mal dirigés;

2° Le nombre antérieur des blennhorragies;

3° Divers états constitutionnels;

4° Les prostatites chroniques;

5° Les rétrécissements.

Il est vrai que les traitements institués au hasard ou mal appliqués peuvent retarder la guérison de nombre d'uréthrites; mais nous croyons que, dès qu'intervient un traitement rationnel et méthodique, celui-ci doit normalement triompher.

Pour ce qui est du nombre des uréthrites antérieures, on sait qu'il est fort difficile, dans la plupart des cas, de le déterminer. Comment dire si l'on a affaire à une infection nouvelle, ou bien à des récidives d'une infection mal guérie, latente en quelquesorte?

Sans douter de l'influence de l'état général, nous croyons qu'il est bien délicat de la préciser, exception faite pour la tuberculose. On a peut-être trop souvent invoqué l'arthritisme, par exemple, dans l'étiologie des diverses maladies.

Quant aux prostatites chroniques, ne sont-elles pas

plus souvent la conséquence d'une infection uréthrale que la cause de cette infection?

Restent les rétrécissements : leur rôle est certainement prépondérant dans l'évolution des uréthrites chroniques; ils sont la grande cause de leur *persistance*.

Dès le début du siècle, Desault disait : « Parmi les causes multipliées de la ténacité des gonorrhées, on peut mettre au rang des plus fréquentes les duretés ou nodosités du canal ». Ceci était écrit au temps où l'on confondait encore blennorrhagie et syphilis. Au milieu du siècle (1853), Reybard, dans un traité des rétrécissements, considérait le « suintement » uréthral comme un symptôme de rétrécissement : « Un léger suintement, qui n'a aucun caractère contagieux, accompagne ordinairement les rétrécissements organiques dans la première période de leur formation ».

Ces opinions furent longtemps et âprement discutées, elles prévalent aujourd'hui. Il est universellement admis que les rétrécissements entretiennent les écoulements de l'urèthre.

Jusqu'à ces dernières années, on ne s'était guère occupé que des rétrécissements dits « serrés ». L'étude des rétrécissements qu'Otis appela « rétrécissements larges » est de date récente. Il est certain que les rétrécissements larges ont la même influence sur l'évolution des uréthrites chroniques que les coarctations serrées.

Le but de ce travail, purement clinique, est de démontrer la fréquence des rétrécissements larges dans les uréthrites chroniques à forme persistante; d'indiquer quelques points concernant le diagnostic des rétrécissements larges et les complications des uréthrites qui les accompagnent; nous préciserons dans un dernier chapitre le traitement qu'il est bon d'opposer, selon nous, à l'une et à l'autre de ces affections concomittantes.

Nous apportons le résultat de nos recherches qui permet d'affirmer que, dans les cas d'uréthrites invétérées, le rétrécissement large existe très souvent, plus souvent qu'on ne le croit.

Nous tenons toutefois à bien dire au début de ce travail qu'il est des uréthrites chroniques, tenaces sans rétrécissement large, de même que le rétrécissement large ne s'accompagne pas forcément d'uréthrite chronique. Nous nous élevons, au nom de la clinique contre ces deux opinions extrêmes : d'un côté ceux qui disent : il n'y a pas de « goutte militaire » sans rétrécissement serré ou large, d'un autre côté ceux qui affirment que rétrécissement large et uréthrite chronique n'ont aucun rapport entre eux, qui nient même l'existence des rétrécissements larges. Ces deux conceptions sont foncièrement erronées : Il suffit d'avoir manié un explorateur attentivement et selon les règles pour en être convaincu.

CHAPITRE PREMIER

Puisque les rétrécissements, qu'il soient serrés ou larges, jouent un rôle capital dans l'évolution des uréthrites chroniques, que faut-il entendre par rétrécissement serré et par rétrécissement large?

D'abord éliminons ceux que nous appellerons les faux rétrécissements : les reflexes nerveux peuvent provoquer une contracture, du sphincter membraneux surtout, s'opposant à l'émission de l'urine et au passage des instruments dans le cathétérisme; une inflammation aiguë de l'urèthre peut provoquer un gonflement, un œdème de la muqueuse ayant les mêmes conséquences; enfin des tumeurs, des abcès de diverse nature se développant soit dans le canal lui-même, soit dans son voisinage, peuvent en obstruer la lumière. Le caractère essentiel de ces faux rétrécissements est qu'ils sont transitoires, que leur cause est passagère et qu'ils disparaissent avec elle.

Il en est tout autrement des rétrécissements organiques. Ces rétrécissements qu'ils soient inflammatoires ou traumatiques sont caractérisés par une production de tissu pathologique envahissant l'urèthre d'une manière définitive et tendant en général à une progression constante, d'où leur importance, d'où leur danger. Inutile de dire que nous nous occuperons dans ce travail des seuls rétrécissements organiques. Ce sont eux d'ailleurs qui ont plus spécialement retenu l'attention des praticiens, et, dans la clinique, qui dit rétrécissement veut dire rétrécissement organique.

Reybard les définissait ainsi : « On entend par rétrécissement organique de l'urèthre une diminution permanente et progressive du diamètre du canal produite par le retrait graduel d'un tissu pathologique qui s'est substitué à une partie plus ou moins étendue des parois uréthrales et dont l'effet le plus immédiat est d'opposer à la sortie du flot urinaire un obstacle de plus en plus difficile à vaincre ». Plus simplement le professeur Guyon nous dit : « Le rétrécissement de l'urèthre est une diminution plus ou moins prononcée du calibre du canal dont la cause est un obtacle permanent et progressif déterminé par des altérations pathologiques des parois de l'urèthre. » Enfin, précisant encore, notre maître, le Dr Desnos, s'exprime ainsi : « Sous le nom de rétrécissement de l'urèthre on désigne une diminution permanente du calibre de ce canal tenant à la production, dans l'épaisseur de ses parois, d'un tissus fibreux, d'origine soit inflammatoire soit traumatique. »

On s'est occupé, plus particulièrement dans ces dernières années, d'une variété de rétrécissements organiques que Reybard avait signalés (1835), sur lesquels Otis attira de nouveau l'attention dans son traité des rétrécissements et qu'il appela rétrécissements larges : ce sont ces rétrécissements et les uréthrites qu'ils entretiennent qui font l'objet de ce travail. Ces rétrécissements ont inspiré de nombreux travaux. Ils ont été bien étudiés en France par Albarran, Desnos, Hamonic, Guiard, de la Calle, Contrastin, Jurquet, Viaud Grandmarais, etc...

Que sont ces rétrécissements dont on ne s'occupait guère, il y a encore quelques années et qui ont cependant acquis une place considérable dans la clinique des voies urinaires?

Dan sa thèse de la Calle les définit ainsi : « Un rétrécissement large est une coarctation de l'urèthre assez légère pour ne pas déterminer les troubles de la miction, communs dans les rétrécissements ordinaires ; assez légère encore ou assez dilatable pour passer inaperçue à l'exploration faite avec une bougie conique d'un numéro moyen 15 ou 16 par exemple, ou même avec un explorateur à boule du même numéro manié sans un soin attentif. »

Pour notre part, nous proposerons la définition suivante, nous réservant de développer dans le courant de ce chapitre les raisons qui l'ont inspirée :

Un rétrécissement large est un léger empiètement permanent sur le calibre de l'urèthre, quelque minime que soit cet empiètement, quel que soit le calibre normal de l'urèthre en cause. Cette définition résume les idées que notre maître le Dr Desnos a exprimées à maintes reprises.

Nous venons de voir qu'en somme, tous les rétrécissements, qu'ils soient traumatiques ou inflammatoires, serrés ou larges, ne sont qu'une diminution du calibre de l'urèthre.

Quel est le calibre de l'urèthre ?

Malgaigne déclare que « la question du calibre de l'urèthre est une des plus ardues que présente l'anatomie ». C'est sans doute pour cette raison que tant d'auteurs se sont efforcés de déterminer ce calibre. Reybard Sappey, Richet, Debierre ; les américains Otis et Sands plus récemment Guyon et Campenon, de la Calle ont tour à tour apporté le résultat de leurs recherches. Mais soit différence de méthode, soit différence d'interprétation, ou bien, pour ces deux raisons à la fois, ces résultats sont assez divergents. Sappey confesse que les moyens employés n'ont rien de précis. Dans sa thèse, de la Calle nous dit comment il procédait dans ses expériences : « Ces mensurations, dit-il, ont été faites avec l'urèthromètre de Weir et nous avons pris comme limite de la dilatabilité, soit la sensation de douleur accusée par le malade, soit l'impossibilité d'écarter davantage les branches de l'uréthromètre. » Il ajoute : « Nous voyons d'après notre tableau qu'il n'y a pas de calibre déterminé, invariable pour l'urèthre de l'homme. »

Pourquoi les auteurs sont-ils en désaccord? Cela nous semble tenir à de nombreuses raisons : les uns ont expérimenté sur des cadavres, d'autres sur des vivants; les instruments diffèrent, ils sont plus ou moins précis; enfin les limites assignées à la dilatabilité : douleur saignement, n'ont rien de fixe, elles varient avec chaque malade : il en est des muqueuses comme des étoffes, les unes sont résistantes, d'autres se déchirent avec la plus grande facilité, sous le moindre effort; quant à l'élément douleur, rien n'est plus variable, il diffère avec chaque individu, il se modifie chez le même indivîdu selon les circonstances, selon les heures.

Quels ont été les résultats pratiques de ces recherches? Ils ont montré que l'urèthre était très dilatable et que des instruments volumineux pouvaient y être introduits sans danger. Mais cela, la clinique l'avait démontré. En somme ces recherches ont été d'un faible secours pour le clinicien : elles ne sauraient présenter qu'un intérêt purement théorique.

Malheureusement elles ont été prétexte à confusion et à malentendus.

C'est ainsi que tandis qu'Otis et ses partisans diront : tout urèthre qui n'admet pas le passage d'une catheter n° 30 (Charrière) est un urèthre rétréci d'autres affirmeront que tout urèthre qui admet un catheter 21 n'est pas rétréci; ceux-ci nieront l'existence des rétrécissements larges, ceux-là en verront partout.

Ces opinions extrêmes sont certainement fausses; ceux qui les professent oublient cette vérité absolue qu'il n'y a pas un même calibre pour tous les urèthres.

En dépit de toutes les mensurations et de toutes les moyennes, la clinique nous apprend qu'il est des urèthres parfaitement sains dans lesquels un explorateur 20 cheminera à frottement, tandis que certains urèthres malades entachés de rétrécissement large seront parcourus librement, sans la moindre difficulté par un Beniqué n° 60 ou même 64 (observation I et II).

Comment pourra-t-on affirmer qu'un urèthre dont la circonférence moyenne est de 32 mm. n'est pas rétréci pour cette seule raison qu'une sonde d'une circonférence de 25 mm. passe sans difficulté ?

A notre avis, il ne faut pas tenir compte des mensurations en clinique. Huchard a dit : « Il n'y a pas de maladies, il n'y a que des malades » Nous dirons de notre côté : « il n'y a pas de rétrécissements il n'y a que des rétrécis. » De ce fait qu'une sonde d'un numéro déterminé passe ou ne passe pas dans un urèthre, il ne s'en suit pas, qu'il y ait ou qu'il n'y ait pas de rétrécissement. On ne doit se préoccuper que du calibre de l'urèthre qu'on examine. C'est seulement avec des instruments s'adaptant bien à ce calibre que nous aurons des sensations nous permettant d'affirmer l'absence ou l'existence d'un rétrécissement, et cela quel que soit le numéro de l'instrument employé.

C'est pourquoi nous ne croyons pas devoir adopter la définition de de La Calle. Dire en effet, qu'un rétrécissement large est une coarctation assez légère ou assez dilatable pour passer inaperçue à l'exploration faite avec uue bougie conique ou un explorateur d'un numéro moyen, 15 ou 16 par exemple, cela semble indiquer que si un explorateur 15 ou 16 manié attentivement ne perçoit pas le rétrécissement, celui-ci n'existe pas, ce qui souvent pourrait être faux.

Aussi nous disons qu'il y a rétrécissement large lorsqu'il y a un empiètement léger, sur le calibre normal d'un urèthre déterminé, quel que soit ce calibre. Et cela, parce que nous croyons vrai de dire qu'il n'y a pas de capacité uréthrale (Desnos), pas plus « qu'il n'y a de capacité vésicale » (Guyon).

CHAPITRE II

Avant d'entrer plus avant dans l'étude des rétrécissements, nous croyons utile, pour ce qui nous concerne, de préciser la façon de les diagnostiquer. Nous savons combien il faut faire peu de cas des renseignements que peut fournir l'interrogatoire, même le mieux dirigé. L'écoulement, les troubles de la miction, la douleur, le nombre des blennorrhagies antérieures ne peuvent fournir que des présomptions. Le diagnostic d'un rétrécissement ne peut se faire qu'avec l'explorateur. Mais encore il ne suffit pas d'être arrêté dans une portion quelconque de l'urèthre, ou la franchissant, d'éprouver un ressaut ; on ne peut affirmer l'existence d'un rétrécissement qu'au retour de l'instrument, lorsque après avoir éprouvé une résistance, la résistance cède en donnant un ressaut brusque. Ce ressaut existe toutes les fois qu'il y a un rétrécissement, que le rétrécissement soit serré ou large, qu'il soit linéaire ou en plateau. Dans toutes les observations que nous publions, ce ressaut a été constaté.

Lorsqu'on traite un sujet, on ne saurait trop se mettre en garde contre la tendance que l'on pourrait avoir à trouver partout les affections qui vous intéressent et qui viendraient apporter de nouvelles preuves à l'appui de vos théories. Les frottements, les inégalités plus ou moins sensibles pourraient être des causes d'erreurs. Pour notre part, nous n'avons jamais posé le diagnostic qu'après avoir éprouvé le ressaut caractéristique et l'avoir fait contrôler, surtout lorsqu'il s'agissait de rétrécissements très larges.

Nous insisterons surtout dans notre travail sur les rétrécissements d'un calibre supérieur au 15 ou 16 de la filière Charrière, mesures données par de la Calle. Nous nous occuperons des rétrécissements de large calibre, de très large calibre même, nécessitant une exploration avec des instruments volumineux, puisque l'exploration la plus attentive peut les laisser échapper avec un 15 ou 16.

La question de calibre mise à part; les nombreux travaux qui ont été faits ces dernières années sur les rétrécissements larges, nous ont bien fait connaître leur étiologie, leur pathogénie, leurs symptômes, leurs complications. Nous n'avons pas l'intention de revenir à notre tour sur toutes ces questions bien connues.

Nous nous contenterons de mettre particulièrement en lumière une catégorie de rétrécissements larges sur lesquels peu de travaux ont encore été faits et qui méritent cependant de retenir l'attention ; nous voulons parler des rétrécissement larges *élastiques*.

L'élasticité des rétrécissements a déjà été décrite par Reybard (1853) et nous croyons utile de citer ici les belles pages dans lesquelles il expose le fruit de ses observations et de ses expériences.

« L'observation avait bien démontré que la plupart des coarctations organiques, quand on les avait traitées par la dilatation, ne tardaient pas à se reproduire ; mais on paraissait ignorer généralement à quelle force, à quelles propriétés de leur tissu était due cette récidive presque inévitable. Pour moi, le hasard d'abord qui m'a servi heureusement en plusieurs circonstances, et, d'une autre part, des expériences variées, m'ont conduit à reconnaître le fait suivant : le tissu des rétrécissements ne jouit pas seulement d'une rétractilité lente, progressive, par absorption interstitielle, à la manière des cicatrices, mais encore d'une rétractilité rapide, presque instantanée, *par ressort*, à la manière des membranes et des faisceaux élastiques... » page 119. (1853).

« L'élasticité est cette propriété du tissu des rétrécissements en vertu de laquelle celui-ci, après avoir été allongé et distendu par les sondes, se raccourcit et revient sur lui-même, *d'une manière brusque* dès que la dilatation a cessé : il se comporte à peu près à la manière d'un ressort... l'élasticité se compose de deux phénomènes distincts, l'extension et la rétraction que j'appellerai élastique »... (124) *loc. cit.*

Ici Reybard expose son procédé d'exploration et ses expériences pour reconnaître l'élasticité des rétrécissements : « Etant donné un rétrécissement dilatable, j'introduis dans le canal une bougie en gomme, dont l'extrême flexibilité peut accuser le moindre obstacle, bougie sans mandrin, terminée par une tête assez grosse pour donner, en traversant l'ouverture, dans les *mouvements de va-et-vient*, la sensation d'une certaine résistance. Je retire cette bougie, j'en mesure la tête à la filière et j'en prends note. Elle a, je suppose, 4 millim. de diamètre. Je procède ensuite à la dilatation du rétrécissement avec des sondes de plus en plus volumineuses. La dernière a, par hypothèse, 8 millim. Je la retire et, immédiatement après, je réintroduis la première bougie à boule de 4 millim.; si alors elle me donne encore une sensation égale ou à peu près égale à celle qu'elle faisait éprouver au début de l'exploration, ne suis-je pas en droit de conclure que l'ouverture de la coarctation s'est *instantanément resserrée de 4 mm...* ? »

Reybard constata d'abord ce phénomène sur un nommé Follios, atteint de rétrécissement traumatique. De nouvelles recherches lui permirent de conclure que tous les rétrécissements jouissaient de cette propriété élastique. Après quoi il étudie les deux phénomènes par lesquels se manifeste cette propriété à savoir l'extensibilité et la rétraction ou rétractilité élastique.

A propos de ce second phénomène, le plus important à connaître pour le clinicien, Reybard s'exprime ainsi : « La rétractilité élastique est le second phénomène de l'élasticité. Il consiste dans le resserrement de l'ouverture des coarctations organiques qu'on a élargies par la dilatation. C'est sous son influence que les rétrécissements se reproduisent après qu'on les a traités par cette méthode. Cette propriété s'exerce suivant deux modes différents : le premier mode consiste en un raccourcissement brusque, en vertu duquel l'ouverture de l'obstacle qu'on vient d'élargir, se resserre et perd instantanément une plus ou moins grande partie de l'allongement qu'on lui a fait subir ; c'est le phénomène de rétraction élastique ou *brusque*. Le second mode de rétraction s'exerce au contraire lentement, insensiblement; c'est la rétraction élastique dite *lente* ou *insensible :* celle-ci commence où l'autre s'arrête, et c'est sous son influence que l'élargissement obtenu par la dilatation se dissipe insensiblement... » p. 134.

Si nous avons cité si longuement le vieux clinicien, c'est que tout ce qu'il dit de l'élasticité des rétrécissements en général s'applique aux rétrécissements larges. Nous avons étudié très attentivement tout les cas de rétrécissements larges que nous avons pu observer à la clinique du Dr Desnos. Nous avons répété les explorations dans le cours du traitement et nous avons pu nous convaincre que le phénomène de rétractilité brusque signalé par Reybard existait fréquemment dans les rétrécissements larges. Dans certains cas traités par la dilation poussée très loin, nous remarquâmes avec étonnement que malgré l'introduction de catheters Béniqué n° 60 et plus, malgré un traitement concomittant s'adressant plus spécialement à l'uréthrite et dirigé selon toutes les règles prescrites, nous n'obtenions pas de résultat appréciable; les malades constataient toujours la goutte du matin, et dans les urines nous constations toujours nous-même la présence de nombreux filaments. Parfois nous obtenions une guérison apparente mais la récidive ne se faisait pas attendre longtemps. Nous prîmes l'habitude, dès lors, de faire des explorations répétées du canal avec l'explorateur à boule et, dans certains cas, nous pûmes constater que si les béniqués d'un calibre même très élevé, parcouraient l'urèthre sans la moindre difficulté, sans la moindre douleur, sans le moindre saignement, il n'en était pas moins vrai qu'un explorateur d'un diamètre bien inférieur à celui du Béniqué accrochait toujours, donnait toujours au retour le ressaut caractéristique. Dans certains cas où nous avions constaté cette rétractilité rapide, nous nous livrâmes à l'exploration immédiatement après la dilatation — et nous pûmes constater que si, avant la dilatation, un explorateur, 20, par exemple, accrochait, après dilatation avec un Béniqué 60, le même exploraieur accrochait et cela instantanément après. Le rétrécissement se reformait donc immédiatement à la manière d'un « ressort » pour employer l'expression de Reybard.

A ce point de vue, les 2 observations suivantes nous paraissent instructives.

Observation I. — *Uréthrite chronique ancienne; rétrécissement large élastique.*

L..., cocher d'omnibus, 27 ans se présente à la clinique du Dr Desnos en juillet 1899.

La première blennorrhagie date de 1892. Elle fut traitée par des injections de toutes sortes, les balsamiques à l'intérieur, santal, copahu, etc. La goutte du matin persista jusqu'en 1898 époque à laquelle se produisit une recrudescence avec symptômes de cystite : envies fréquentes d'uriner, douleurs à la fin de la miction; cet état dura quelques mois sans autres complications.

C'est à ce moment que le malade se présente à la clinique de la rue Malebranche, accusant des douleurs à la fin de la miction, goutte persistante.

Examen. — Urines : louches, filaments lourds.

Urèthre : ressaut bulbaire à l'explorateur 20.

Vessie : pas de retention.

Testic. et épidydimes : quelques bosselures à l'épididyme gauche.

Prostate : à peu près normale.

Le traitement institué fut : dilatation avec les bougies Béniqué. Instillation de protargol.

Le 25 août, le traitement commença. D'abord une

série d'instillations pour aseptiser le canal avant la dilatation, jusqu'au 8 septembre.

8 septembre. Dilatation 48. Instillation de protargol.

Le malade venait deux fois par semaine : la dilatation fut poussée jusqu'au n° 54, ce numéro fut atteint le 22 septembre.

Le 25. Les urines parfaitement claires ne présentaient plus que quelques points flottants ; la goutte du matin avait disparu de même que les phénomènes de cystite ; le malade se croyant guéri ne vint plus se soumettre au traitement.

Le 15 décembre. Le malade venait de nouveau réclamer des soins : la goutte du matin avait reparu, les urines contenaient des filaments lourds. Le traitement précédent fut de nouveau institué.

Le 17 janvier 1900, on avait poussé la dilatation jusqu'au 57 Béniqué après incision du méat.

Le malade se croyant encore une fois guéri ne reparut plus jusqu'au 8 juin, où, après nouvel examen du canal, on reprit la dilatation, mais on substitua les instillations d'acide picrique aux instillations de protargol.

Le 4 juillet. La dilatation fut poussée jusqu'au n° 59. A ce moment les urines du malade étaient aseptiques, on n'y découvrait pas le plus léger point. Néanmoins l'explorateur n° 20 donnait toujours un ressaut au cul-de-sac du bulbe.

Nous fîmes part au malade de la probabilité d'une récidive et nous proposâmes l'uréthrotomie interne qui fut refusée.

Le 24 août, le malade venait nous trouver de nouveau ; comme il refusait toujours l'intervention, nous reprîmes la dilatation et nous la poussâmes aussi loin que possible.

C'est à ce moment que nous eûmes l'idée d'explorer le canal immédiatement après chaque séance de dilatation.

Le 27. Dilatation Béniqué 59. Après le passage facile de cet instrument, exploration avec explorateur olivaire : le n° 20 accroche au cul-de-sac du bulbe.

Le 7 septembre. Dilatation 60. Le même explorateur accroche immédiatement après la dilatation.

Le 7. Dilatation 62. Le même explorateur accroche dans les mêmes conditions.

Le 10. Exploration avec l'explorateur métallique du Dr Desnos. Sur la paroi latérale droite, bride très saillante, à peine sensible sur la paroi inférieure, rien en haut, ni sur la paroi latérale gauche.

Convaincus de l'inutilité de la dilatation, nous insistons pour l'intervention qui est enfin acceptée.

Le 17. Le Dr Desnos, à l'aide de son uréthrotome, pratique une incision sur la paroi latérale droite et une autre incision plus légère sur la paroi inférieure. Saignement presque nul, sonde à demeure, repos 48 heures.

Le 26. La dilatation est reprise.

Le 5 octobre. Un Béniqué 62 était introduit. Les urines étaient absolument aseptiques, l'explorateur ne donnait plus de ressaut, le canal était souple dans toute son étendue.

Tout traitement fut cessé, nous n'avons pas revu le malade depuis.

Obs. II. — *Uréthrite chronique ancienne ; rétrécissement large élastique.*

C..., 43 ans, tailleur sur cristaux. Pas d'antécédents héréditaires ; comme antécédents personnels : blennorrhagie à l'âge de 20 ans, jamais guérie. La goutte matutinale a toujours persisté, dans la journée léger suintement incolore. Le malade n'accuse pas de difficultés de miction, ni de douleur ; néanmoins les urines, prétend-il, son troubles le matin depuis des années. Pas de fréquence ni diurne, ni nocturne.

Examen le 26 janvier 1900.

Urines : claires, quelques filaments.

Canal : Au premier examen le canal parut libre ; l'exploration fut faite avec un explorateur n° 17.

Prostate : Grosse avec prédominance du lobe gauche.

Rien aux testicules ni aux épididymes.

Vessie : Rétention quelques grammes.

Le malade fut soumis aux instillations d'acide picrique. Plusieurs séries d'instillations furent faites avec des intervalles de repos jusqu'au mois d'avril. Aucune amélioration.

Dans les premiers jours de mai, nous explorons attentivement et nous découvrons une bride bulbaire avec l'explorateur 22.

La dilatation fut entreprise ; rapidement on arriva au Béniqué n° 62 (21 mai).

Etat stationnaire.

Le 23 mai, immédiatement après la séance de dilatation nous explorons l'urèthre avec l'explorateur à boule n° 22 ; ressaut bulbaire. La même expérience a lieu toujours avec le même résultat, les 25 et 28 mai.

L'explorateur métallique nous fait reconnaître le siège de la bride : elle intéresse la paroi supérieure ; rien sur les parois latérales ni inférieures.

Le 1er juin examen uréthroscopique : zones d'infiltration en avant et en arrière de la bride, plus accusées en arrière. Cautérisations au chlorure de zinc le 1er, le 6 et le 11 juin. Pas d'amélioration.

Nous proposons l'uréthrotomie, le malade refuse et nous ne le voyons plus de quelques jours.

Le 16 juillet il revient avec de légers phénomènes de cystite qui cèdent rapidement après quelques lavages vésicaux au protargol.

Le 1er août la dilatation est reprise et poussée avec la plus grande facilité jusqu'au n° 64 Béniqué (10 août). Nous constatons encore ce jour-là le ressaut avec l'explorateur 22, immédiatement après la séance de dilatation.

Le malade se décide enfin à l'intervention. L'uréthrotomie interne complémentaire est pratiquée par le Dr Desnos, section de la paroi supérieure, le 26 septembre saignement très léger. Sonde à demeure vingt-quatre heures.

Le 3 octobre la dilation est reprise. Le malade est encore en cours de traitement.

Ces observations nous montrent bien l'élasticité de certains rétrécissements larges.

On remarquera que, dans les deux cas que nous rapportons, le rétrécissement siégeait sur une seule des parois de l'urèthre ; dans le premier cas il était localisé sur la paroi droite et intéressait à peine la paroi inférieure; dans le deuxième cas le tissu de sclérose était nettement localisé sur la paroi supérieure.

Tout un segment de l'urèthre faisant face au tissu pathologique était donc constitué par des tissus sains.

Nous ne contesterons pas que le tissu des rétrécissements soit doué de la propriété élastique. Bien qu'il se servît d'instruments d'exploration imparfaits, Reybard a bien mis en lumière ce phénomène. Il est incontestable d'ailleurs que, dans un rétrécissement très serré, même s'il n'est pas annulaire, la partie de muqueuse saine serait insuffisante pour produire à elle seule ces deux phénomènes d'extensibilité et de rétractilité élastiques. Dans les cas de rétrécissement annulaire, il est évident que le tissu pathologique est seul en cause.

Mais, en étudiant les observations que nous donnons plus haut, nous nous sommes demandé si, lorsque le rétrécissement est très large, nettement localisé sur une seule paroi, ce n'était pas la partie de muqueuse saine qui, au moment de la dilatation, céderait seule devant le cathéter en mettant en jeu sa dilatabilité, le tissu de sclérose restant presque inactif.

C'est une simple hypothèse que nous émettons, mais elle nous paraît fort vraisemblable. En tout cas, elle mérite, selons nous, d'être étudiée et approfondie.

S'il en était ainsi on s'expliquerait plus facilement les nombreux échecs de la dilatation dans les cas de rétrécissements larges ; échecs plus fréquents que dans les cas de coarctations serrées. On éviterait en outre une perte de temps dans le traitement, car on devrait écarter d'emblée la dilatation pour recourir à l'uréthrotomie

Les considérations qui précèdent nous montrent que

le diagnostic du rétrécissement large est des plus importants et qu'il est parfois fort délicat. Qu'il nous soit donc permis d'y insister quelque peu.

Nous avons dit au début de ce chapitre qu'il était de toute nécessité d'éprouver le ressaut au retour, avec l'explorateur à boule. Mais il ne suffit pas de dire : cet urèthre est rétréci, il faut préciser davantage. Il faut nettement déterminer le nombre des rétrécissements par rapport aux diverses portions du canal et surtout leur siège par rapport aux parois du canal : l'importance de ce dernier point du diagnostic est capitale pour le traitement. Il est enfin nécessaire de s'assurer dès le début d'un traitement si l'on n'a pas affaire à la variété élastique des rétrécissements larges,

L'instrument le plus communément employé, avec juste raison, pour l'exploration de l'urèthre est l'explorateur à boule olivaire du professeur Guyon. Il nous servira à établir s'il existe un rétrécissement, pour déterminer le nombre des rétrécissements et le siège occupé par eux par rapport aux diverses portions de l'urèthre. C'est l'instrument de choix pour l'exploration de l'urèthre, il suffira largement dans la pratique courante.

Avec lui on pourra, éviter certaines causes d'erreur sur lesquelles nous ne voulons pas insister ici, mais qu'il est bon de signaler : calculs, hypertrophie prostatique, spasme. Il nous renseignera encore lorsqu'il s'agira d'établir le diagnostic différentiel entre l'infiltration, surtout l'infiltration à forme dure et le rétrécissement. Il est utile d'être prévenu que l'infiltration peut être une cause d'erreur. On ne se trompera pas cependant, car l'infiltration ne donne pas de ressaut au retour ; on sent bien l'instrument enserré, glissant moins facilement comme sur une surface dépolie, mais, nous le répétons, on n'obtiendra pas le ressaut caractéristique. Une autre cause d'erreur peut se présenter que nous voulons signaler.

Il arrive parfois, lorsqu'on franchit au retour la région membraneuse que l'on éprouve une sorte de ressaut à la limite qui sépare la portion membraneuse du cul-de-sac du bulbe. L'instrument est comme chassé par le sphincter membraneux se contractant pour l'expulser; mais cette expulsion brusque ne ressemble pas au ressaut net, sec, donné par un rétrécissement; de plus on n'aura pas senti le talon de l'instrument buter contre un obstacle avant d'éprouver cette sensation. Une main exercée au cathétérisme évitera facilement l'erreur.

Pour ces différents cas l'explorateur à boule suffit.

Mais lorsqu'il s'agira de préciser si le rétrécissement est annulaire, en croissant, ou bien s'il n'intéresse qu'une faible portion de paroi uréthrale, s'il est en haut, en bas ou de côté, quels instruments faudra-t-il employer? Deux instruments seront à notre disposition : l'explorateur métallique de notre maître le Dr Desnos et l'endoscope.

A propos de son explorateur, le Dr Desnos s'exprime ainsi dans son traité des voies urinaires : « Certains rétrécissements larges, constitués par des brides en avant de certains foyers d'urèthrite sont très élastiques et se laissent facilement effacer par l'explorateur de gomme qui ne permet pas de les reconnaître. Nous avons fait construire des explorateurs métalliques munis d'olives coupées à arète vive, qui, au retour, non seulement sont arrêtés par les moindres obstacles uréthraux, mais indiquent également sur quelle paroi ils sont situés ». Non seulement cet instrument peut être employé pour déterminer le siège précis du rétrécissement et sa forme, mais encore toutes les fois qu'on soupçonnera un rétrécissement élastique, celui-ci pouvant passer inaperçu avec l'explorateur ordinaire.

Nous ferons remarquer, en passant, que, comme notre maître nous l'a souvent fait observer, ces instruments qui sont d'une précision rigoureuse, ne seraient pas sans danger entre des mains inexpérimentées. Ce sont des instruments de spécialiste et ils doivent être réservés pour des cas à diagnostic délicat.

L'endoscope sera d'un réel secours; il viendra confirmer les résultats acquis avec l'explorateur métallique. Au point où l'explorateur nous aura signalé une stricture, l'endoscope nous montrera une coloration anormale de la muqueuse, de l'irrégularité dans la distribution de ses plis, qui peuvent même ne plus exister sur certaines parois; enfin la lumière du canal nous apparaîtra déviée, plus rapprochée d'une paroi que de la paroi symétrique, et, si la lumière est plus rapprochée, par exemple, de la paroi supérieure que de la paroi inférieure, il nous sera facile de conclure qu'il y a production de tissu anormal sur cette dernière paroi. Enfin, l'endoscope pourra nous faire apprécier le degré d'empiètement de la stricture sur le calibre de l'urèthre, ce qui peut nous échapper à l'exploration, dans les cas de rétrécissements très élastiques.

Après avoir rappelé ces considérations sur le diagnostic des rétrécissements larges, nous voulons dire un mot sur la nécessité qu'il y a d'employer des explorateurs s'adaptant bien au calibre de l'urèthre qu'on examine. susceptibles de bien remplir cet urèthre en faisant appel, dans une certaine mesure, à sa dilatabilité. Nous savons bien que l'urèthre n'est pas également dilatable dans tous ses points, qu'il n'a pas partout le même diamètre; aussi, pensons-nous qu'un explorateur qui distendra quelque peu la portion pénienne, par exemple, aura plus de chances de découvrir un obstacle, s'il est léger, à la région bulbaire.

Dans le premier chapitre, nous avons dit que, pour nous, il n'y a pas de capacité uréthrale. Nous ne dirons donc pas qu'il faut, pour l'exploration, employer un numéro déterminé; nous ne dirons pas qu'il est toujours nécessaire, même pour diagnostiquer une stricture insignifiante, d'avoir recours à des explorateurs de très gros calibre : un explorateur n° 18 peut suffire, comme il peut être indiqué d'employer un n° 24 ou 25. Ceci regarde le clinicien, c'est à lui de bien voir à quel canal il s'adresse.

NOTA. — Le Dr Hamonic a fait construire pour l'exploration de l'urèthre des instruments très ingénieux. Nous n'avons lu que des descriptions de ces instruments; nous ne pouvons donc guère en parler en connaissance de cause.

CHAPITRE III

Nous venons d'exprimer ce que nous entendons par rétrécissements larges et quels sont les rétrécissements que nous envisageons plus spécialement dans ce travail, c'est-à-dire les rétrécissements de très large calibre et les rétrécissements larges élastiques.

Nous allons, dans ce chapitre, parler d'une des complications fréquentes de ces rétrécissements, l'urèthrite chronique et plus spécialement des uréthrites chroniques d'origine blennorrhagique. Tout le monde sait que les rétrécissements proviennent, dans l'immense majorité des cas, d'uréthrites gonococciques; mais une fois constitué, le rétrécissement entretient l'urèthrite et celle-ci devient une de ses complications. Il n'est plus contesté aujourd'hui qu'une stricture, quel que soit son calibre, puisse faire persister une uréthrite chronique. Dans son ouvrage, intitulé : *Stricture of the male methra*, Otis nous dit : « Nous pouvons affirmer comme un axiome important que le plus léger empiètement sur le calibre de l'urèthre est suffisant à faire durer un écoulement uréthral, et souvent dans des conditions favorables à l'établir de nouveau sans contact vénérien ». Il nous semble que cette opinion mérite en effet d'être proclamée comme un « axiome » ainsi que le dit Otis. Il ne faudrait pas cependant croire que si le rétrécissement est une cause toujours suffisante pour faire durer une uréthrite, il soit toujours une cause nécessaire.

Il n'en est pas moins vrai que, toutes les fois qu'un malade se présentera porteur d'une uréthrite chronique tenace, il faudra penser au rétrécissement; et s'il n'existe pas de rétrécissement facilement appréciable, il faudra explorer très attentivement le canal afin de bien s'assurer qu'il n'y a pas de rétrécissement large. Nous avons signalé quelles étaient les deux formes de rétrécissements larges qui pouvaient le plus facilement échapper à l'examen. Il faut, en effet, se bien persuader de cette idée que toute uréthrite tenace, rebelle aux traitements ordinaires, peut tenir uniquement à l'existence d'un rétrécissement méconnu. Il ne faudra donc abandonner l'idée de rétrécissement qu'après avoir mis en œuvre tous les moyens propres à le faire reconnaître.

En parcourant les observations recueillies à la clinique du docteur Desnos, nous nous sommes bien persuadé que rétrécissement large et uréthrite chronique coexistaient très fréquemment. Parmi les observations de ces dernières années, nous avons trouvé plus de deux cents cas dans lesquels cette coexistence était notée.

Toutefois, nous nous rendons bien compte que, dans une clinique de spécialité, on a le plus souvent affaire à des cas d'exception. Les malades qui s'adressent au spécialiste ont, la plupart du temps, épuisé l'arsenal thérapeutique ordinaire, et c'est parce qu'ils l'ont fait sans succès qu'on les voit dans les cliniques. Aussi, nous ne généralisons pas outre mesure le résultat de nos observations; convaincu que nous sommes que, dans la pratique ordinaire, ces cas se rencontrent proportionnellement moins souvent.

Il ne faut pas croire que systématiquement, avant toute chose, nous préconisions la recherche des rétrécissements larges (surtout avec les instruments spéciaux dont nous avons parlé) dans toutes les uréthrites chroniques. Heureusement, nous en avons vu des cas innombrables guéris par le traitement habituel (hygiène, lavages antiseptiques, instillations). Mais la coexistence du rètrécissement large et de l'uréthrite chronique est malheureusement trop fréquente. Nous voulons donner ici quelques observations qui nous paraissent caractéristiques. On se convaincra plus complètement en parcourant les observations que nous donnons à la fin de ce travail.

Observation III. — *Urèthrite chronique; rétrécissement large de la portion pénienne.*

Gou.., employé, 25 ans, se présente à la clinique de la rue Malebranche en février 1899.

1re blennorrhagie, sept ans avant, c'est-à-dire en 1892, Traitée à l'hôpital Ricord; durée 2 mois; pas de complications. Paraît avoir été bien guérie au dire du malade.

2e blennorrhagie, en mars 1896, après rapport douteux; écoulement peu abondant; pas de douleurs; pas de fréquence : traitée par permanganate de potasse en injections sans succès; les grands lavages provoquent des phénomènes de cystite. Dans la suite le malade prend du copahu, puis est soumis à une série d'instillations au nitrate d'argent (1898). Ces divers traitements ne donnent aucun résultat satisfaisant : le malade garde une goutte matutinale abondante; poussées subaiguës au moindre excès.

Le malade se présente à la clinique du Dr Desnos, le 25 février 1899. Examen à ce moment :

Urines : claires, filaments lourds.

Urèthre : Rétrécissement large de la portion pénienne reconnu à l'explorateur n° 20.

Rien à la prostate. Vessie saine.

Le malade fut soumis à la dilatation avec les bougies Béniqué et aux instillations de protargol.

15 mars. Dilatation 52. Une nouvelle exploration du canal, pratiquée à ce moment, nous montre que le rétrécissement est toujours accroché par l'explorateur 20. La dilatation est continuée.

Le 17. Dilatation 56.

3 avril. Dilatation 57.

Le 5. Dilatation 59.

Enfin le 10, dilatation 60.

Le 12. Les urines sont absolument limpides ni : filaments, ni points. L'exploration nous montre un urèthre souple dans toute son étendue.

Le malade revient au mois de mai, la guérison est confirmée.

Voilà donc un malade qui, depuis cinq ans, souffrait d'un écoulement intarissable. L'uréthrite était manifestement sous la dépendance du rétrécissement puisque elle disparut en même temps que lui. Il a suffi dans ce cas de quelques séances de dilatation.

Obs. IV. — *Uréthro-prostatite chronique*; *retrécissement large.*

Gui... 30 ans domestique.

Antécédents. — 1re blennorrhagie en octobre 1894 traitée par les injections au sulfate de zinc; durée vingt-cinq jours, le malade prétend avoir été guéri. — 2e blennorrhagie en janvier 1896. Traitée d'abord par injections de permanganate de potasse, puis par sulfate de zinc; jamais guéri. La goutte persistante est traitée par les instillations au permanganate de potasse. Poussée aiguë en avril 1896

Le 17 février 1897 est opéré au moyen de l'électrolyse. Quelque temps après épidydimite double, puis cystite. Le malade ne fut jamais dilaté.

Il se présente à la clinique de la rue Malbranche le 5 octobre 1897. Examen le même jour :

Suintement appréciable; ne paraissant pas toutefois tacher le linge.

Urines : louches, nombreux filaments.

Urèthre : Explorateur n° 23 accroche à la région bulbaire.

Prostate : étalée, lobe droit développé.

Noyaux d'induration à l'épidydime gauche.

On commença le traitement par des instillations au nitrate d'argent. La deuxième de ces instillations provoque un saignement assez abondant avec léger accès de fièvre.

Tout traitement fut suspendu jusqu'au 19 octobre. Les instillations de protargol furent substituées à celles de nitrate d'argent à partir de ce jour-là.

Du 19 octobre au 10 novembre. Dilatation, Béniqué du n° 46 au n° 58.

A ce moment le malade incomplètement guéri part à la campagne et n'est revu à la clinique que l'année suivante. 8 octobre 1898. Il a fait, entre temps, de nombreux lavages au permanganate.

Les urines présentent de nombreux filaments : le malade constate toujours la goutte du matin. Le traitement pratiqué l'année précédente est repris. Le 15 novembre le Béniqué n° 60 est passé. Les urines sont claires. Le 25 le malade est considéré comme guéri, on ne l'a pas revu depuis.

Obs. V. — *Uréthrite chronique*; *retrécissement large*.

Pes..., 27 ans, coiffeur.

Vu à la clinique le 1er août 1898.

1re blennorrhagie, dix ans auparavant en 1888, mal traitée, incomplètement guérie.

2e blennorrhagie en 1896, soignée par injections au permanganate de potasse ; copahu, puis santal à l'intérieur. S'est cru guéri, mais a toujours constaté que les lèvres du méat étaient colées le matin.

En janvier 1898, après coït douteux, s'est établi un écoulement abondant sans douleur. Le malade s'est soigné simplement par la tisane de chiendent. L'écoulement a rapidement diminué, mais le malade a toujours constaté depuis une grosse goutte matutinale.

Examiné à la clinique le 1er avril 1898 :

Suintement inappréciable.

Urine : nombreux gros filaments lourds.

Urèthre : L'explorateur 18 ne donne rien. L'explorateur 20 fait percevoir deux ressauts très nets au cul de sac du bulbe. Le n° 21 un ressaut pénien.

Prostate : un peu grosse, légèrement étalée.

Traitement institué : Dilatation Béniqué. Instillations de protargol.

Le malade vient irrégulièrement se soumettre au traitement. Néanmoins le 14 novembre on passait un Béniqué 54. Les urines étaient aseptiques, le canal n'était pas encore absolument souple ; s'il n'y avait pas de ressaut bien net, on ressentait des inégalités. Le malade ne revint plus. On le revit plus tard en 1900 porteur d'un chancre induré. On ne l'a plus revu depuis.

Obs. VI. — *Uréthrite chronique* ; *Rétrécissement large.*

L. G..., 36 ans (1).

Rhumatisme articulaire dans l'enfance ; blennorrhagie à 18 ans qui paraît n'avoir jamais guéri ; nombreuses recrudescences. Ce malade passe sa vie à se soigner depuis 25 ans (instillations nitratées, au sublimé, au sulfate de cuivre ; lavages ; dilatation ; injections ; saisons à Salies, Luchon, La Bourboule, Vichy, etc. (Dr Reliquet, prof. Guyon, Dr Guiard, etc.).

1893, 26 décembre. Uréthrite subaiguë ; l'écoulement tache le linge en verdâtre épais ; prostate un peu augmentée à droite, peu sensible ; vésicules indemnes. Explorateur à boule n° 22 produit une douleur assez vive, éprouve un ressaut à la région scrotale et est

(1) Contrastin.

arrêté à la région bulbaire où la boule n° 19 éprouve un ressaut.

1894, 20 janvier. Les lavages au permanganate ont diminué l'écoulement qui ne laisse plus de taches.

Le 21. Uréthrotomie : lame au n° 24 dans la région pénienne, n° 23 dans la région bulbaire, 4 sections sur chaque point.

Suites bonnes jusqu'au 28. Le malade qui avait déjà réclamé à plusieurs reprises le cathétérisme s'introduit lui-même pendant la nuit une grosse bougie, hémorrhagie abondante ; sonde à demeure pendant 4 jours.

10 février. Béniqué n° 48.

Le 16. Béniqué n° 52. La boule de l'explorateur accroche.

2 mai. Deuxième uréthrotomie, pénienne seulement.

Le 10. Béniqué n° 60. Lavages tous les deux jours au permanganate ; disparition presque complète de l'écoulement.

Le 12. Deux mois sans cathétérisme; la boule n'accroche nulle part; Béniqué n° 60; quelques filaments dans l'urine.

Obs. VII. — *Uréthro-prostatite et cystite chroniques ; rétrécissements larges.* (1)

Com..., 19 ans, employé de commerce.

Antécédents personnels : blennorrhagie en mars 1898, traitée par la tisane de chiendent, injections d'eau blanche, opiat et copahu, à l'hôpital Saint-Louis, sans résultat.

(1) Labroy.

Vu à la clinique le 28 septembre 1898. Etat actuel : Douleurs en urinant, pas de sang, pas de douleurs aux dernières gouttes, et pas de fréquence ; pendant les efforts de la défécation, émission de liquide prostatique.

Les urines sont claires et contiennent des filaments.

Rien à la prostate ni aux épididymes. Le canal est irrégulier : un explorateur n° 20 montre plusieurs ressauts bulbaires.

Traitement : Dilations (Béniqué n° 40 à 60) et instillations de protargol à 1/20 (octobre et novembre). Les urines sont claires mais contiennent quelques points.

Du 1er au 20 décembre, des lavages faibles au permanganate de potasse et des instillations au protargol à 1/10, amènent la guérison complète du malade.

Revu le 1er mars 1899, avec des urines contenant des filaments et ayant des douleurs vagues dans la région vésicale, une légère cuisson à la fin de la miction et de la difficulté pour uriner.

L'exploration du canal de l'urèthre montre une récidive du rétrécissement qui est élastique ; l'uréthrotomie interne à sections multiples est pratiquée le 6 mars par le Dr Dosnos.

Les suites opératoires sont bonnes et, après quelques dilatations consécutives (Béniqué n° 52 à 60), un explorateur n° 25 montre un canal régulier.

Obs. VIII. — *Uréthrite chronique* ; *rétrécissement larges.*

Rou..., 29 ans, gardien de la paix.

Hydrocèle opérée, il y a 5 ans. Première blennorrhagie, il y a 7 ans (1893) avec orchite. Deuxième blennorrhagie il y a 3 ans (1897), durée 1 an, également avec orchite, ne paraît pas avoir complètement guéri. Au mois de mars 1900, troisième blennorrhagie. Ecoulement très abondant; le malade se soigne au permanganate de potasse (injections et lavages) ; la goutte matutinale et un léger suintement dans la journée persistent.

Le 1er octobre. Symptômes de cystite : hématuries terminales, douleurs, fréquence. Ces phénomènes s'atténuent rapidement, mais il se produit une nouvelle poussée vers le 20 novembre.

Le malade se présente à la clinique de la rue Malebranche le 2 novembre 1900.

Les douleurs et la fréquence ont presque complètement disparu. Le malade constate le matin une légère goutte opaline.

A l'examen, les urines paraissent légèrement louches elles tiennent en suspension quelques légers filaments.

L'exploration de l'urèthre avec un explorateur n° 18 ne donne rien. Mais l'explorateur 24 accuse deux ressauts bulbaires très nets.

L'épidydime droit est gros, épaissi en masse, sans induration.

On institue comme traitement : Dilatation, instillations de nitrate d'argent.

Le malade est en cours de traitement.

Ainsi donc l'uréthrite chronique est la compagne habituelle (Albarran) des rétrécissements larges. C'est ce qui ressort des observations que nous donnons plus haut et de celles que l'on trouvera à la fin de ce travail. Il est nécessaire qu'on soit bien prévenu de cette coexistence fréquente. On comprendra que ce soit surtout pour des cas de ce genre que les malades viennent consulter le spécialiste. C'est la ténacité de l'écoulement, c'est la fréquence des poussées aiguës sous l'influence du moindre excès, qui désespèrent les malades et les amènent chez le médecin. Ce n'est pas que les symptômes éprouvés soient alarmants, ils se résument dans la plupart des cas à une légère goutte le matin, à un léger suintement dans la journée ; les lésions inflammatoires sont donc le plus souvent fort peu prononcées.

Comment se fait-il que le rétrécissement entretienne ainsi l'uréthrite.

C'est que « en arrière de chacune des saillies constituées par les rétrécissements larges, les produits de sécrétion et l'urine s'accumulent et entretiennent des foyers d'infection» (Desnos). De plus : « A chaque miction l'urine vient buter contre la bride et cause en arrière une hyperhémie très favorable pour la persistance de l'uréthrite » (Otis). L'hyperhémie n'existe pas seulement en arrière de la bride, mais aussi en avant d'elle. En effet, la colonne liquide constituée par le jet d'urine vient « buter » contre la stricture qui entrave sa marche ; elle la franchit, mais en tourbillonnant ; il se produit une sorte de remous en aval du rétrécissement et la colonne liquide ne reprend sa marche normale qu'à une distance assez variable en avant de l'obstacle. Que l'on considère une pierre ou un écueil quelconque placé au milieu d'un torrent et l'on aura l'idée que nous nous faisons de ce qui se passe, au moment de la miction, dans un urèthre rétréci. Il se produit par conséquent une zone de congestion, non pas seulement en amont, mais encore en aval. Selon la forme du rétrécissement, la zone de congestion pourra être plus accentuée soit d'un côté, soit de l'autre ; si le rétrécissement siège sur une seule paroi, la paroi symétrique pourra être intéressée au même point que la paroi sclérosée. Le jet d'urine au lieu de glisser sur les parois vient se briser contre elles; il produit un véritable traumatisme sur certains points de l'urèthre et les points intéressés varieront selon les rétrécissements, ces derniers n'ayant jamais ni la même forme ni la même étendue. C'est d'ailleurs ce que nous montre bien l'endoscopie ainsi que nous le verrons plus loin.

Nous venons de voir que le rétrécissement large s'accompagne très souvent d'uréthrite chronique et nous avons tâché d'expliquer pourquoi le rétrécissement large entretient l'uréthrite.

Une question se pose maintenant : les symptômes de l'uréthrite liée à l'existence d'une stricture de large calibre présentent-ils quelque chose de particulier? Est-ce qu'il sera possible de dire, sans exploration de l'urèthre, et en étudiant les seuls signes fournis par l'écoulement, par l'interrogatoire du malade, s'il y a en même temps rétrécissement large? Les troubles mécaniques n'existent pas dans les coarctations larges et l'on sait d'ailleurs le peu d'importance qu'il faut leur attribuer même dans les cas de coarctation serrée : « On pisse avec sa vessie et non pas avec son urèthre » (Guyon). L'écoulement est le plus souvent léger, il se réduit parfois à un suintement inappréciable; il se produira d'une façon continue (uréthrite antérieure) ou par intermittences (uréthrite postérieure). Dans la plupart des cas le gonocoque sera absent, l'on pourra rencontrer différentes variétés de micro-organismes ; parfois l'examen bactériologique sera négatif. Les symptômes subjectifs se résumeront d'ordinaire à fort peu de chose, il est toutefois assez fréquent de noter de légers phénomènes de cystite. Les urines examinées dans un verre nous montreront des filaments de diverses formes, de différente densité, des flocons, des points. En somme tous ces phénomènes peuvent parfaitement provenir d'une uréthrite chronique ordinaire non liée à l'existence d'une stricture. La persistance de l'écoulement est le seul symptôme pouvant faire pencher en faveur d'une uréthrite entretenue par un rétrécissement et encore avons-nous vu qu'il pouvait y avoir des uréthrites persistantes en dehors de toute coarctation. En somme, rien, si ce n'est l'exploration, ne nous permettra de rattacher l'uréthrite à sa véritable cause.

C'est donc à l'examen du canal, d'abord avec l'explo rateur qui nous permettra de découvrir la stricture, ensuite avec l'endoscope qui nous permettra d'étudier les lésions, qu'il faudra avoir recours. Nous voulons insister quelque peu à cette place sur l'endoscopie. Ce moyen, utile pour le diagnostic des rétrécissements, devient précieux pour l'étude des lésions uréthrales, pour reconnaître leur étendue, leur localisation exacte. Pour préciser tous ces points, l'explorateur est insuffisant, il ne donne que des présomptions : l'endoscope, lui, permet de voir.

Dans tous les cas d'uréthrite persistance, il sera utile de recourir à l'examen endoscopique. Il nous montrera si les lésions sont antérieures ou postérieures, si elles sont nettement circonscrites ou bien généralisées à tout l'urèthre; il éclairera complètement le diagnostic dans les cas où l'explorateur aura donné des renseignements douteux, par exemple lorsqu'il s'agira de dire si les impressions ressenties sont dues à l'infiltration à forme dure, qui n'est en somme qu'un premier degré de rétrécissement, ou bien à du tissu de sclérose définitivement constitué.

La pratique de l'uréthroscopie ne s'est pas généralisée en France. Ce sont surtout les Allemands qui emploient couramment l'endoscopie pour le diagnostic et pour le traitement des lésions uréthrales. Nous ne voulons pas faire ici l'historique de ce mode d'exploration. Le Dr Janet, dans une leçon publiée dans les cliniques du Pr Guyon, a bien décrit les appareils en usage. Il faut bien avouer qu'aucun d'eux n'est parfait. On distingue deux catégories d'endoscopes. Les endoscopes à lumière interne et les endoscopes à lumière externe. Nous n'avons guère eu entre les mains que ces derniers et parmi eux nous donnons la préférence à l'instrument de Grünfeld, en raison de ce fait que la source lumineuse et l'appareil optique sont indépendants l'un de l'autre. Les appareils dans lesquels la source lumineuse et le tube endoscopique sont réunis, nous semblent moins pratiques, même lorsqu'on peut écarter la source lumineuse de l'axe du tube. L'appareil lumineux gêne, en effet, lorsqu'il faut procéder à des manœuvres intra-uréthrales, et si on l'écarte, on ne voit plus ce que l'on fait.

Tout dernièrement, notre maître, le Dr Desnos, a fait construire chez Collin de nouveaux tubes endoscopiques qui réalisent un véritable progrès. Ce sont deux sortes de tubes : les uns, pour l'examen du canal antérieur; les autres, pour l'examen du canal postérieur; les uns et les autres sont, soit en verre, soit en métal.

Les tubes, destinés à l'examen de l'urèthre antérieur, ressemblent, comme forme, aux tubes endoscopiques ordinaires, cette forme n'ayant guère varié depuis l'appareil de Desormeaux. Ils présentent cependant cette particularité que leur surface interne est dépolie sur une grande partie de son étendue. Le dépoli commence à l'ouverture externe pour s'arrêter à deux centimètres environ en avant de l'ouverture interne. De cette façon, les rayons lumineux ne se trouvent pas réfléchis dans toutes les directions par les parois du spéculum, et ne viennent pas gêner la vision nette de l'entonnoir uréthral. Les tubes en verre destinés à l'examen du canal antérieur offrent en outre cet avantage : leur orifice interne présentant des bords très mousses et par conséquent nullement dangereux, on peut se passer de mandrin pour leur introduction et surtout pour leur extraction.

Les tubes pour l'examen de l'urèthre profond sont recourbés et leur courbure est calculée de façon à correspondre à la courbure physiologique de cette partie du canal. Sur la face postérieure de la courbure se trouve ménagée une ouverture dont le centre correspond à l'axe de la partie droite du tube. La fenêtre est oblitérée par un mandrin qui restera en place pour l'introduction et pour l'extraction de l'instrument. Ces tubes présentent l'avantage de ne pas être offensants, leur introduction n'est pas plus dangereuse que ne l'est celle d'un catheter métallique recourbé quelconque. On sait, en effet, combien est dangereux l'examen de l'urèthre postérieur avec les tubes ordinaires droits, même lorsqu'il est pratiqué par des mains exercées. En outre, lorsque le tube endoscopique du Dr Desnos est bien en place et que l'on retire le mandrin, le verumontanum vient de lui-même, le plus souvent, s'engager dans la fenêtre ; et l'on sait que les lésions uréthrales de la région profonde se localisent presque toujours autour du verumontanum. Pour toutes ces raisons, ces instruments constituent donc, comme nous le disons plus haut, un progrès marqué.

Que verrons-nous avec l'uréthroscope ? Les Allemands, qui se sont plus spécialement occupés d'uréthroscopie, ont donné dans des ouvrages richement illustrés toutes les figures que pouvaient présenter l'urèthre normal et l'urèthre pathologique vus à l'endoscope. Oberländer, dans son atlas d'uréthroscopie, nous montre les images de toutes les lésions uréthrales possibles. Nous ne voulons nous occuper ici que des lésions d'uréthrite. Comment nous apparaîtront ces lésions ?

Nous relevons dans le *Traité des voies urinaires* du Dr Desnos les lignes suivantes :

« L'*examen endoscopique* de l'urèthre, inutile et non sans danger dans les uréthrites aiguës rend d'importants services dans les inflammations chroniques. Nous résumerons rapidement les principales altérations qu'il permet de distinguer.

« L'éclat normal de la muqueuse a diminué, sauf dans des formes très légères. Dans un premier degré (*infiltrations molles* d'Oberländer) la muqueuse est plus rouge aux points malades ; les plis normaux ont diminué de nombre. Au niveau des glandes de Littre on voit un gonflement plus ou moins léger et, par transparence, de petits points rouges qui ne sont autres que les corps de ces glandes tuméfiées, *les bords des lacunes de Morgagni* sont gonflés et rouges.

« Dans un deuxième degré (infiltrations dures), la surface de la muqueuse est sèche, lisse, a perdu son luisant et sa transparence; on voit de petites élevures, d'apparence cicatricielle, sous la forme d'un fin réseau ou bien de tractus plus gros localisés autour des orifices glandulaires. Ces saillies, parfois à peine visibles, sont ailleurs assez grosses pour occuper la moitié du calibre de l'urèthre. Suivant les formes, tantôt les canaux glandulaires infiltrés sont visibles à la surface, tantôt, dans la forme sèche, on ne voit presque pas de canaux glandulaires à la surface muqueuse (Menahem Odara).

« C'est là le premier degré d'un rétrécissement ; plus tard celui-ci se présente sous la forme d'une élevure entourée de plis grossiers et presque toujours on observe à un degré plus ou moins avancé les lésions d'uréthrite, d'infiltration molle on dure, que nous venons de décrire.

« L'endoscopie de l'urèthre postérieur malade ne doit pas être fréquemment pratiquée, car elle n'est pas sans inconvénient et provoque d'ordinaire un saignement. La muqueuse et le verumontanum sont très rouges, gonflés, luisants et souvent couverts d'un réseau de capillaires sanguins. »

Dans sa leçon professée à Necker, M. Albarran nous dit que le plus souvent on rencontre en avant, mais surtout en arrière du rétrécissement, des lésions inflammatoires, desquamation épithéliale, infiltration embryonnaire, occasionnant des saignements.

Voilà donc ce que nous montrera l'examen des lésions ; mais quels sont les points de l'urèthre occupés par ces lésions ?

D'après ce que nous a appris notre maître et d'après les examens uréthroscopiques que nous avons nous-même pratiqués, nous pouvons dire que ces lésions peuvent siéger en un point quelconque de la muqueuse uréthrale. Elles siègent le plus souvent, il est vrai, aux points classiques : fosse naviculaire, bulbe, prostate ; mais ce serait une erreur de croire qu'elles siègeront toujours en ces points, comme on l'affirme dans les traités. De même que les rétrécissements larges peuvent exister en un point quelconque de l'urèthre antérieur, les uréthrites qui les accompagnent et qui le plus souvent se localisent autour d'eux pourront siéger aussi bien dans la portion pénienne, par exemple, que dans la portion bulbaire ou naviculaire. De même ces foyers pourront se localiser aussi bien sur les parois latérales ou supérieure que sur la paroi inférieure. On ne saurait établir de règle fixe. Nous avons vu que pendant la miction la colonne liquide représentée par le jet d'urine butait contre le stricture et pouvait se briser dans différentes directions ; c'est sur les points les plus traumatisés que siègeront de préférence les lésions.

Les foyers d'uréthrite peuvent être irrégulièrement disséminés dans tout l'urèthre, mais lorsqu'il y a rétrécissement large, ils sont généralement fort peu étendus. Dans les cas de rétrécissements larges multiples, les lésions seront groupées autour de chaque rétrécissement, et si l'on est en présence de ces urèthres que le professeur Guyon a pittoresquement appelés urèthres en escalier, les lésions pourront s'étendre à tout l'urèthre antérieur, mais pas forcément; il arrivera qu'on ne découvrira des lésions que derrière une seule des strictures, habituellement derrière la moins large.

Les lésions sont-elles plus étendues en avant ou en arrière du rétrécissement ? Il arrive que les foyers sont plus étendus en avant qu'en arrière, mais généralement c'est la partie de muqueuse située en amont qui est plus atteinte et sur une plus grande étendue ; cela se comprend si l'on songe que c'est la partie située en amont du rétrécissement qui, dans la plupart des cas aura le plus à souffrir de l'obstacle apporté à la sortie de l'urine. C'est cette partie d'urèthre qui se dilate sous l'effort de la vessie, c'est là aussi que stagnent quelques gouttes d'urine après la miction. Aussi, dans les cas d'uréthrite sous la dépendance d'un rétrécissement large, l'urèthre postérieur est-il fréquemment atteint, d'où la fréquence des prostatites chroniques existant avec les uréthrites persistantes. Dans l'urèthre prostatique les lésions se groupent ordinairement autour du verumontanum. Les lésions de l'urèthre prostatique n'existeront jamais seules ; il y aura toujours, coexistant avec elles, des lésions de l'urèthre antérieur.

Dans les cas de rétrécissements larges, l'uréthrite chronique concomitante est donc une complication de ces rétrécissements. Ces foyers d'infection pourront être, eux-mêmes, le point de départ de nouvelles complications dont nous voulons dire quelques mots.

« Dans la plupart des complications des rétrécissements larges, l'infection prédomine En arrière du point rétréci, l'urèthre présente des lésions ; à ce niveau les micro-organismes se multiplient et soit qu'ils remontent dans les voies uro-génitales, soit qu'ils traversent les parois de l'urèthre, ils donnent naissance à des complications variées ». (Albarran, 1893.)

Quelles seront ces complications se développant à la faveur des foyers d'uréthrite? Elles pourront être de toute sorte et plus ou moins graves, selon les conditions de réceptivité de l'individu atteint. On aura de l'orchite, de la prostatite chronique, de la cystite. Ces deux dernières affections compliquent très fréquemment l'uréthrite chronique, surtout la prostatite. Si l'infection remonte plus haut, on pourra avoir de la pyélonéphrite.

Une complication que l'on rencontrera fréquemment sera l'abcès urineux. Nous rapportons ci-dessous deux observations qui montrent bien que le rétrécissement large, à cause des lésions qu'il entretient, peut avoir des conséquences assez graves.

Obs. IX. — *Rétrécissement large*; *uréthrite chronique*; *abcès urineux*; *phlegmon chronique péri-prostatique.*

C... 42 ans, graveur.

Première blennorrhagie en 1882 traitée par les injec tions de sulfate de zinc et l'opiat à l'intérieur; durée : trois mois environ; imparfaitement guéri, le malade a toujours constaté une légère goutte matinale qui disparaissait pendant un temps plus ou moins long pour se manifester à nouveau sous la moindre influence.

En 1889. Abcès du périnée opéré à Saint-Louis; sonde à demeure pendant quatre ou cinq jours

Le 11 avril 1899, nouvel abcès, on pratique une nouvelle incision qui laisse à sa suite une fistule urinaire.

On n'avait jamais exploré attentivement le canal de ce malade. Lorsqu'il y avait un abcès le cathétérisme était impossible, ce qui faisait croire à un rétrécissement. Sitôt l'abcès évacué, le cathétérisme devenait aisé.

Le malade se présente à la clinique de la rue Malebranche, le 12 mai 1899.

Les urines sont louches et présentent de nombreux filaments, lourds et flottants.

L'exploration décèle un rétrécissement bulbaire n° 18.

Au toucher rectal, la prostate est voilée par une large nappe phlegmoneuse, rénittente. On perçoit quelques battements artériels.

Le malade n'a pas été revu.

Obs. X. — *Rétrécissements larges; uréthrite chronique; abcès du testicule; funiculite.*

Pa..., 39 ans, employé de chemin de fer.

Nombreuses blennorrhagies antérieures (trois ou quatre au moins). S'était déjà présenté à la clinique de la rue Malebranche en mars 1896. On diagnostiqua à cette époque : uréthrite chronique, rétrécissements larges. Le malade n'était pas venu se soumettre au traitement qui lui avait été proposé.

Revient consulter en octobre 1898. Examiné le 4 novembre 1898. Très léger suintement n'ayant jamais complètement disparu depuis la première blennorrhagie.

Urines à peine louches, tenant en suspension de nombreux points.

A l'exploration du canal avec l'explorateur à boule olivaire n° 22, on découvre une double bride bulbaire.

Epididyme et testicule gauches, bosselures irrégulières; le testicule est très dur. A droite abcès volumineux avec points fluctuants. Funiculite droite.

Au toucher rectal la prostate paraît quelque peu bosselée, très peu augmentée de volume; les lobes sont sensiblement égaux.

On propose l'incision de l'abcès, le malade ne revient pas.

Le rétrécissement large, cette lésion qui, par elle-même, paraît insignifiante, peut avoir un retentissement très grave, non seulement sur les organes avoisimants, mais encore sur l'état général du sujet qui en est porteur. Sans parler des troubles nerveux bien décrits et bien connus aujourd'hui sous le nom de « neurasthénie urinaire » (Courtade), il est, en effet, une complication encore à redouter et dont la conséquence est assez grave pour attirer notre attention.

Nous voulons parler de la tuberculose génito-urinaire se développant à la faveur des rétrécissements larges.

La question, qui n'est pas encore à son point et que nous ne voulons qu'indiquer ici, est des plus importantes et nous nous proposons d'y revenir dans un travail ultérieur.

Nous ne voulons pas nous étendre sur des relations d'étiologie ou de pathogénie, mais il nous semble certain que c'est sur une uréthrite ancienne, entretenue par un rétrécissement large, qu'est venue souvent se greffer l'infection tuberculeuse. Les rapports entre ces trois facteurs : rétrécissement large, uréthrite chronique, tuberculose génito-urinaire, nous paraissent assez étroits dans nombre de cas. Notre maître le Dr Desnos a déjà signalé la question dans son *Traité des voies urinaires* et c'est lui qui a appelé notre attention sur ce point important.

Dans son ouvrage il s'exprime ainsi :

« *L'uréthrite tuberculeuse*, apparaissant isolément et sans lésion concomitante, est une affection fort rare. Il n'en est pas de même des *tubercules qui évoluent à la suite d'une blennorrhagie chronique*; celle-ci crée, pour bien des malades qui sont sous l'influence d'une prédisposition morbide, un appel à la manifestation diathésique; la région urétrale et prostatique devient un *locus minoris resistentiæ* où le bacille trouve un terrain favorable à son extension; en clinique, il est extrêmement difficile de saisir le moment précis où le tubercule fait son apparition; ce sont là des *cas limites* (Guyon) dans lesquels les deux affections évoluent sans doute simultanément pendant quelque temps. Le doute n'est pas, en général, de longue durée et, dans ces infections mixtes, les lésions tuberculeuses ne tardent pas à prédominer; c'est surtout d'après la constatation de lésions similaires dans d'autres organes, vésicules, prostate, etc., ainsi que sur l'examen histologique des sécrétions que le diagnostic sera établi. »

Et plus loin :

« Quant à la tuberculose, l'étude en est intimement liée à celle de l'uréthrite chronique. D'une part, cette inflammation favorise le développement des bacilles dans cette région; en outre, les individus menacés de tuberculose ou qui en présentent des lésions dans d'autres organes voient, sans autre cause appréciable, leur uréthrite blennorrhagique s'éterniser et gagner la prostate. »

L'hyperhémie provoquée par le passage de l'urine qui

se brise contre le rétrécissement favorise, comme nous l'avons vu, la persistance de l'uréthrite chronique ; ces foyers d'uréthrite chronique seront un terrain tout préparé, un point faible, où, sur des sujets prédisposés, viendra coloniser le bacille de Koch.

Quelques observations à l'appui de cette thèse :

Obs. XI. — *Uréthrite chronique ; rétrécissement bulbaire large ; tuberculose uro-génitale.*

M..., 25 ans, agent de police.

Se présente à la clinique de la rue Malebranche en mars 1898.

Première blennorrhagie trois ans avant, en 1895, compliquée d'orchite pendant que le malade se traitait aux injections de permanganate de potasse ; arrêt de l'écoulement ; reprise à la défervescence de l'orchite.

A trois reprises récidives ; écoulement et orchite.

Examen le 11 mars 1898.

Urines claires avec quelques filaments, pas de goutte le matin.

Urèthre. Rétrécissement bulbaire large reconnu avec l'explorateur à boule olivaire n° 22.

Épididyme droit : noyaux indurés, le canal déférent est bosselé.

Toucher rectal : Prostate petite, lobes inégaux à rebords saillants. Sur le col de la vésicule droite, tubercule de la grosseur d'une petite noisette.

Le malade a maigri dans ces derniers temps.

L'instinct génésique est diminué ; dans les rapports, l'éjaculation est presque immédiate.

Le malade est d'abord soumis au traitement général. Quelque temps plus tard (juillet), on entreprend la dilatation qui est poussée jusqu'au n° 60 (septembre). On fait en même temps des instillations de sublimé. L'état est stationnaire. On emploie les instillations d'acide picrique et l'on maintient la dilatation au n° 60. En décembre, on constate que les lésions ont presque totalement disparu. Les urines sont aseptiques. Le malade se trouvant très bien ne revient plus.

Obs. XII. — *Uréthro-prostato-cystite tuberculeuse; rétrécissements larges.*

M..., 33 ans, tailleur de pierres.

Première blennorrhagie en 1889 traitée par les injections de sulfate de zinc; à l'intérieur, copahu. Recrudescence de l'écoulement au bout de trois semaines; cystite consécutive traitée à l'hôpital Necker. Traitement général antituberculeux. Guérison (?) au bout de deux ans.

En 1893, nouvelle blennorrhagie traitée à Necker.

Soigné à la clinique de la rue Malebranche en 1895 pour uréthro-cystite tuberculeuse.

Se représente à la clinique en mai 1898. Examen à ce moment.

Écoulement continuel; douleurs à la fin de la miction; maux de reins; pas de troubles mécaniques de la miction, pas de fréquence.

Les urines sont troubles en masse; pas d'albumine.

L'exploration pratiquée avec l'explorateur à boule n° 22 donne trois ressauts dans les régions bulbaire et scrotale.

Epididyme : bosselures des deux côtés, plus prononcées à droite.

Au toucher rectal, la prostate apparaît dure, aplatie, noyaux indurés sur le côté droit et sur le col de la vésicule du même côté.

Le malade est dilaté jusqu'au n° 60 et traité par des instillations de sublimé et puis d'acide picrique; traitement général, le tout sans succès.

Obs. XIII. — *Cystite et néphrite tuberculeuses; uréthrite chronique; rétrécissement bulbaire n° 23.*

D..., 31 ans, employé de commerce.

Blennorrhagie légère en 1892.

En 1895, brusquement, le matin, en allant à son bureau, éprouve de violentes douleurs dans les reins, douleurs s'irradiant vers l'aine. Durée 1 h. 1/2. Traité à ce moment pour coliques néphrétiques. Albumine 0,58 centigr. dans les 24 heures, leucocytes et cellules épithéliales; polyurie; le traitement donne une amélioration sensible au bout de huit mois.

Un peu plus tard, mictions douloureuses, fréquentes, toutes les 20 minutes, la nuit et le jour. Cet état dure un mois et demi environ; pas de traitement local. Récidives nombreuses par la suite.

Enfin, il y a un mois et demi, nouvelle poussée aiguë. Le malade est traité par des lavages vésicaux à l'eau boriquée et au nitrate d'argent; les mictions, moins fréquentes, restent toujours douloureuses, les besoins sont impérieux.

Le malade est vu en février 1897. Les mictions sont toujours fréquentes et douloureuses. L'exploration de l'urèthre dénote un rétrécissement bulbaire n° 23; la vessie est peu irritable; rétention 40 gr. environ; l'épididyme gauche présente des indurations; la prostate présente peu de chose, mais les vésicules, à droite comme à gauche, sont semées de noyaux, surtout sur le col; le cystoscope montre des lésions de desquamation à surface réfringente, localisées surtout au voisinage des uretères.

Tous les traitements institués, y compris la cystotomie ne donnèrent aucune amélioration.

Le malade est mort récemment, succombant à une poussée aiguë de tuberculose généralisée.

Obs. XIV. — *Rétrécissement bulbaire large ; urèthrite chronique ; tuberculose uro-génitale.*

Dar..., 30 ans, imprimeur.

Se présente à la clinique de la rue Malebranche le 17 juillet 1899.

Première blennorrhagie en 1894, durée six mois; guérie (?) Deuxième blennorrhagie en 1897 traitée par différents moyens : injections de toute sorte; l'écoulement n'est jamais complétement tari; le malade constate toujours une goutte matinale. Poussée aiguë il y a six mois environ, traitée par injections de permanganate, d'ichtyol et de sublimé, l'ichtyol provoquait des saignements.

Le malade était traité pour tuberculose. Examen à la clinique du Dr Desnos le 17 juillet 1899. Les urines sont claires mais contiennent en suspension des filaments et de gros flocons. — L'exploration de l'urèthre nous montre un rétrécissement bulbaire n° 23. La muqueuse saigne facilement. Les épididymes présentent des bosselures, plus marquées à droite, la prostate est presque normale, mais aux vésicules on constate un semis de bosselures masquant le col surtout à droite.

Le malade fut dilaté jusqu'au 4 avril (Beniqué 52) ; on faisait en même temps des instillations d'acide picrique et le traitement général avait été établi. A partir de cette date on ne revit plus le malade.

Il semble bien démontré, d'après ces observations et celles que l'on trouvera plus loin, que la tuberculose vient souvent se greffer sur des lésions d'urèthrite chronique entretenues par des rétrécissements larges. Ajoutons que les foyers d'uréthrite tuberculeuse, ainsi que permet de s'en assurer l'endoscope, siègent dans la portion prostatique.

Tout ce que nous venons d'exprimer et les observations que nous donnons à l'appui, montrent bien l'importance de l'examen très sérieux du canal dans les cas d'urèthrites chroniques à forme persistante et d'une ténacité désespérante. Aussi rendrons-nous un important service aux malades si nous pouvons déceler rapidement (avant que les lésions soient définitivement établies et aient entraîné des conséquences fâcheuses) une des causes que nous considérons comme extrêmement fréquente de persistance des uréthrites chroniques. On devra mettre en œuvre tous les moyens que nous donne actuellement la science moderne ; on évitera ainsi aux malades des complications fort graves et toujours à redouter.

CHAPITRE IV

Quel traitement appliquer à ces deux affections qui ont entre elles des rapports si étroits, l'uréthrite chronique et le rétrécissement large? Il résulte de tout ce qui précède que toutes les fois qu'on se trouvera en présence d'un écoulement invétéré, tenace, s'accompagnant de stricture de large calibre, l'indication capitale consistera à traiter le rétrécissement. Il pourra suffire parfois d'attaquer le rétrécissement pour voir l'uréthrite disparaître, par exemple lorsque les lésions seront bien limitées au voisinage de la coarctation. Mais, par mesure de précaution, il est toujours bon, même lorsqu'on ne veut pas traiter directement l'uréthrite, et pour éviter les accidents consécutifs à la dilatation (accès de fièvre) de pratiquer des lavages ou des instillations avec des substances antiseptiques à dose faible.

Cependant, dans l'immense majorité des cas, pour obtenir un résultat complet, il faudra soigner l'uréthrite en s'adressant aux agents thérapeutiques que nous fournit la science moderne. Très souvent, la prostatite chronique accompagne l'uréthrite ; en traitant l'une on traitera l'autre. Quel traitement diriger contre l'inflammation chronique du canal?

Traitement de l'uréthrite.

La médication locale tiendra le premier rang ; cependant, parfois, il n'est pas inutile d'établir, en dehors des prescriptions nécessaires d'hygiène, une thérapeutique interne. Le salol pourra rendre quelques services; son action s'exercera par son pouvoir antiseptique : on sait que ce médicament, se décompose dans l'économie en acide salicylique et en acide phénique. On devra être prudent dans l'emploi des balsamiques (copahu, santal, cubèbe térébenthine), dans les cas subaigus ces médicaments provoquent souvent une recrudescence de l'écoulement: Nous écarterons résolument les émollients comme le chiendent, la graine de lin, etc., de même que les sels, surtout le bicarbonate de soude qui a le pouvoir fâcheux d'alcaliniser les urines.

La médication interne ne donne jamais que des résultats incertains. Ce n'est pas sur elle qu'il faudra compter. La médication locale nous rendra d'autres services.

Les grands lavages antiseptiques avec une solution de permanganate de potasse ou avec une solution faible de nitrate d'argent, pratiqués de préférence avec la sonde à trous (en pomme d'arrosoir) du Dr Desnos, seront applicables dans les cas d'uréthrite subaigue avec écoulement appréciable et dans les cas où les lésions d'uréthrite seront étendues, disséminées dans tout l'urèthre.

Généralement c'est aux instillations qu'on aura recours. Et, parmi elles, les instillations argentiques (Guyon) donneront les meilleurs résultats. Cependant le nitrate d'argent sera parfois contre-indiqué, dans les cas de tuberculose surtout. Dans ces cas, le nitrate donne une réaction extrêmement vive, à tel point que lorsqu'un malade, soumis aux instillations argentiques, se plaint de douleurs aiguës, d'une recrudescence de l'écoulement, de saignement, on pourrait dans bon nombre de cas affirmer qu'il y a tuberculose.

Le sublimé, dans les cas de tuberculose, l'ichtyol, le sulfate de cuivre, et surtout, deux médicaments récemment introduits dans la thérapeutique urinaire, le protargol et l'acide picrique, auront leurs indications.

A propos du protargol nous dirons avec le Dr Paul Guillon :

« Quel que soit le traitement qu'on veuille employer contre l'uréthrite blennorrhagique à ses différentes périodes : injections (Neisser) ; grands lavages, sans sonde ou avec instruments spéciaux (Barlow, Haïdoutoff); instillations (Desnos), on obtiendra sensiblement les mêmes résultats avec le protargol qu'avec le permanganate de potasse ou le nitrate d'argent; peut être un peu moins rapidement, mais assurément avec beaucoup moins d'intensité dans les réactions locales : moins de recrudescence de l'écoulement pendant les premières heures, et, point capital, pas de sensation douloureuse pendant et après le traitement. Ceci est surtout à considérer pour les instillations.

« Enfin j'ajoute un petit détail qui a bien son importance : pas de taches, ni immédiatement sur les doigts de l'opérateur, ni plus tard sur le linge du malade.

« Il ne faut pas oublier néanmoins que, pas plus que les autres substances employées dans le traitement de la blennorrhagie, le protargol ne saurait être un spécifique certain et toujours infaillible ; c'est un nouveau médicament à ajouter à ceux qui sont le plus justement réputés. »

L'acide picrique a été tout récemment expérimenté; les premières applications de cet agent à la thérapeutique urinaire ont été faites à la clinique de la rue Malebranche et nous extrayons les lignes suivantes du travail que les Dr Desnos et Paul Guillon lui ont consacré (Juin 1899).

« Dans les cas ordinaires, succédant à une blennorrhagie franche, de durée relativement courte, chez un sujet non diathésique, sans prostatite concomitante, l'acide picrique peut être mis en balance avec les autres agents : protargol, nitrate d'argent, sulfate de cuivre, chlorure de zinc, etc. ; il leur est peut-être même inférieur dans certains cas, mais il a l'avantage d'être indolore, ou du moins douloureux fort peu de temps.

« Il n'en est pas de même dans les uréthrites invétérées, tenaces, et surtout *atoniques*, c'est-à-dire celles qui donnent peu de réaction sous le caustique, et dans lesquelles, même en employant successivement tous les traitements connus, on obtient quelquefois si difficilement un résultat thérapeutique. C'est dans ces cas que l'acide picrique nous semble offrir un grand avantage; les observations concluantes que nous apportons se rapportent à des uréthrites à type atonique, c'est-à-dire à des uréthrites dont les sécrétions ne contenaient même pas de diplocoques de la période secondaire (Guiard), mais, en général, seulement quelques rares cocci, et souvent même à des uréthrites à peu près aseptiques.

« L'acide picrique nous a été aussi utile, en même temps que la dilatation, pour combattre les uréthrites entretenues par l'existence de rétrécissements larges.

« La durée du traitement a été en général assez

longue : de quinze jours jusqu'à cinq mois et même un an, mais avec des intervalles de repos assez longs ; quelquefois 5 instillations ont suffi ; dans un cas extrême, nous en avons fait jusqu'à 40. En moyenne il en a fallu 16 ou 17. »

« Au début, nous avions appliqué l'acide picrique indistinctement à différentes variétés d'uréthrites tuberculeuses, mais bientôt l'expérience clinique nous a montré que les formes aiguës n'étaient pas justiciables de ce mode de traitement.

« De même que dans les uréthrites simples, dans les uréthrites tuberculeuses, ce sont les formes les plus chroniques, et en particulier celles à type *atonique*, qui se sont trouvées les plus améliorées.

« L'acide picrique est absolument contre-indiqué pendant les poussées inflammatoires. Cette remarque est non seulement applicable aux malades qui se présentent avec une forme aiguë ; mais si, au cours du traitement, une poussée aiguë se produit, soit dans l'urèthre, soit dans un organe voisin, la même interdiction devra être formulée.

« Bien que nous nous limitions à l'étude des uréthrites tuberculeuses, nous signalerons qu'elles sont rarement, nous pourrions même dire jamais, isolées, et que, par conséquent, l'inflammation des organes voisins (prostate, vessie et vésicules) à condition qu'elle affecte une forme chronique, n'est pas une contre-indication à l'acide picrique, bien au contraire. »

Nous n'ajouterons rien à ces lignes, nous avons employé l'acide picrique couramment à la clinique de la rue Malebranche, dans les formes d'uréthrites indiquées plus haut, et nous avons toujours constaté des résultats satisfaisants surtout dans les uréthro-prostatites tuberculeuses.

Nous signalons donc comme étant les agents qu'on emploiera avec les meilleurs résultats : le nitrate d'argent, le protargol et l'acide picrique dans les uréthrites chroniques non tuberculeuses ; l'acide picrique et le sublimé dans les cas d'uréthrites tuberculeuses.

Ces agents s'emploieront en instillations.

Toutefois, lorsque les lésions sont nettement localisées, profondes et surtout dans les lésions occupant l'urèthre postérieur au voisinage du verumontanum; après un diagnostic précis, on se servira avec fruit des cautérisations pratiquées au moyen de l'endoscope. On pourra, à l'aide de petits tampons, modifier très énergiquement les points malades, soit avec des solutions fortes de nitrate d'argent ou de chlorure de zinc, soit avec de la teinture d'iode. Dans le cas de foyers bien limités, on pourra obtenir par cette méthode de rapides succès.

Mais toute cette thérapeutique serait vaine, et l'on marcherait à un insuccès certain si l'on se contentait de soigner les uréthrites dont nous nous occupons, sans s'inquiéter du rétrécissement large ; car c'est lui, il ne faut pas l'oublier, qui les entretient.

Traitement du Rétrécissement.

C'est donc au traitement de la stricture qu'il faudra réserver la place la plus importante.

Nous passerons rapidement en revue, sans nous étendre sur chacune d'elles, les méthodes qui ont été préconisées pour le traitement des rétrécissements. Nous nous arrêterons plus volontiers aux méthodes qui ont fait leurs preuves, et nous indiquerons quelle paraît être la marche à suivre dans le traitement de cette lésion si difficile parfois à diagnostiquer et à guérir qu'est le rétrécissement large.

Dans l'énumération des procédés, nous suivrons la classification qu'en donne notre maître, le Dr Desnos, et nous emprunterons à son *Traité des voies urinaires* et aux communications et publications qu'il a faites, la plus grande partie de ce qui va suivre.

I. *Méthodes de douceur.* — Nous ne parlerons que pour mémoire de la cautérisation employée par les anciens chirurgiens qui se servaient de nitrate d'argent et de potasse caustique.

Les courants continus appliqués suivant deux méthodes : la galvano-caustique chimique et le procédé de Newmann.

La première méthode appliquée d'abord par Mallez et Tripier a été reprise et transformée par Fort (électrolyse linéaire) et par Lavaux (électrolyse linéaire double). Cette méthode ne présente que des indications restreintes. Elle peut donner des succès, mais elle est dangereuse dans bon nombre de cas, à cause des suites de l'opération. « L'anatomie pathologique ainsi que la clinique démontrent que l'électrolyse détermine dans les tissus uréthraux et péri-uréthraux un travail de sclérose qui se traduit par la production d'un véritable tissu de cicatrice dont la principale propriété est la tendance à la rétractilité. Ce travail se fait sur une certaine profondeur des tissus qui deviennent inextentibles : ce qui explique la résistance à la dilatation et la nécessité de recourir ultérieurement à une uréthrotomie »

La méthode de Newmann est plus précieuse et bien supérieure quant aux résultats. Son principal mérite est de laisser après son application un canal parfaitement souple, et cela, grâce à la faible intensité du courant (4 à 5 m. A). Elle est cependant passible de plusieurs reproches : le plus important s'adresse à la longueur du traitement. Peu de malades et peu de médecins voudront attendre pendant des mois et des mois le résultat tant désiré. De plus, l'olive qui termine l'instrument de Newmann met en contact le courant électrique avec la circonférence de la muqueuse toute entière : or, nous avons vu que les rétrécissements larges étaient fréquemment localisés sur une seule paroi et intéressaient rarement toute la circonférence de l'urèthre.

Dilatation. — Elle a été pratiquée par les injections forcées, la pression hydraulique, le cathétérisme appuyé. Ces moyens seront rarement applicables aux rétrécissements de large calibre, nous en dirons autant de la dilation lente, progressive, permanente.

La dilatation lente, progressive, temporaire, sera, dans la grande majorité des cas, le procédé de choix. Elle se pratique soit avec des instruments de gomme, soit avec les bougies métalliques de Béniqué, ce qui est préférable dans les rétrécissements larges. Nous n'insisterons pas sur la technique de la dilatation, tout le monde la connaît bien. Comment agit cette dilatation? Plusieurs théories ont été émises, elles sont plus ou moins vraies.

« Quoi qu'il en soit, il est certain que c'est le *contact* du corps étranger avec le rétrécissement qui détermine des modificaiions du tissu pathologique. L'action est la même, que la dilatation soit permanente ou temporaire. Dans cette dernière même, ce n'est pas au moment du passage que se produit la dilatation, mais dans l'intervalle de deux séances ; il arrive souvent que quelques jours après l'introduction d'une bougie du n° 14, par exemple, un instrument du n° 16 ou 17 passe sans rencontrer d'obstacle. L'action dynamique est donc ici très faible, on pourrait appeler ce cathétérisme modificateur mieux peut-être que dilatateur. » (Desnos).

II. *Méthodes de force.* — Elles comprennent le cathétérisme forcé, la dilatation rapide, la dilatation immédiate progressive (Lefort), la divulsion, les uréthrotomies.

Le cathétérisme forcé est tombé dans l'oubli ; la dilatation immédiate progressive, la divulsion sont peu appliquées. La divulsion est une manœuvre brutale qui n'est pas sans danger, elle expose à des déchirures de la muqueuse, à des hémorrhagies abondantes ; de plus elle agit aveuglement et ne saurait être appliquée au traitement des rétrécissements larges.

La dilatation rapide avec les instruments d'Otis, Oberländer, Kollmann, Desnos s'est peu généralisée en France, elle est couramment employée en Allemagne et en Amérique, en Allemagne surtout. Cette méthode peut donner d'excellents résultats dans les cas de rétrécissements bulbaires, surtout si l'on se sert du dilatateur du Dr Desnos dont l'action est plus localisée. En effet, il n'est pas sans danger, si l'on se sert des instruments de Kollmann ou d'Oberländer; d'appliquer une dilatation aussi considérable à la totalité de l'urèthre; la partie mobile de l'instrument du Dr Desnos, « celle qui produit l'écartement, ne mesure que 2 centimètres 1/2, en sorte que l'action dilatatrice est limitée très exactement à la région malade. »

Pour notre part, nous pensons que la dilatation au moyen de bougies Beniqué pourra donner d'aussi bons résultats avec moins de danger; lorsque la dilatation lente échouera, la dilatation rapide, à moins de devenir une véritable opération, échouera également, car il s'agira le plus souvent de rétrécissements élastiques.

L'uréthrotomie interne. — L'uréthrotomie interne par le procédé de Maisonneuve n'est pas applicable dans la grande majorité des cas de rétrécissements larges; on ne pourra évidemment l'employer que lorsque la stricture intéressera la paroi supérieure de l'urèthre. Si cette paroi, est saine non seulement on n'obtiendrait pas le résultat désiré qui est de détruire la stricture, mais encore on provoquerait en un point sain la formation d'un tissu cicatriciel qui serait le point de départ d'un nouveau rétrécissement.

Nous parlerons pour la proscrire de l'urèthrotomie sur dilatation d'Otis. « Quand vous touchez à un urèthre, a dit le professeur Guyon, coupez-le si vous voulez, ne le déchirez jamais. » Il nous semble qu'avec l'uréthrotomie sur dilatation, on n'est pas bien sûr de ne pas déchirer en même temps que l'on coupera. Il y a deux opérations simultanées, l'incision et la dilatation; sera-t-il possible de limiter l'incision?

Les béniqués tranchants du professeur Guyon procèdent un peu de la même méthode, cependant leur action peut être bien mieux réglée, ils ont d'ailleurs donné d'excellents résultats dans des cas bien définis (Viaud-Grandmarais).

Que dire des diverses uréthrotomies ou scarifications pratiquées à l'aide de l'endoscope ? « Elles ont la prétention d'agir au grand jour, et en réalité elles sont plus aveugles que les uréthrotomies avec d'autres procédés » (Janet). En effet, dès qu'on aura incisé la stricture en un point, il se produira un saignement, et dès lors l'opérateur ne pourra plus bien voir ce qu'il fera.

Reste l'uréthrotomie d'arrière en avant. Les instruments employés sont ceux de Civiale, d'Albarran et de Desnos. Les instruments d'Albarran et de Desnos ont été décrits dans les thèses de de la Calle et de Contrastin. Ils permettent d inciser la paroi que l'on veut ; on pourra donc avec eux atteindre la stricture, là où elle se trouvera. L'uréthrotomie avec ces instruments n'est passible d'aucun des reproches que nous avons adressés aux autres méthodes ; avec eux on agira d'une façon rigoureusement précise. Cependant l'instrument du Dr Desnos, avec sa boule olivaire mobile, nous permettra d'agir avec une précision plus mathématique que l'instrument d'Albarran, c'est à lui que nous donnerons la préférence en raison de ce fait.

Voilà rapidement exposées les méthodes de douceur et les méthodes de force employées pour le traitement des rétrécissements ; toutes peuvent à la rigueur s'appliquer aux rétrécissements larges. Cependant nous retiendrons : parmi les méthodes de douceur, la dilatation, lente, progressive, temporaire parmi les méthodes de force, l'uréthrotomie interne d'arrière en avant avec l'instrument du Dr Desnos.

Lorsqu'on se trouvera en présence d'un rétrécissement large, la première méthode à employer sera toujours la dilatation temporaire, progressive ; elle représente la méthode fondamentale du traitement des strictures. C'est par elle qu'il faut commencer tout traitement des rétrécissements, c'est par elle qu'il faut le terminer. Elle réunit ces trois avantages, d'être facile dans son application, d'être sans danger, de donner, dans la majorité des cas, d'excellents résultats.

Nous n'entrerons pas ici dans les détails de la technique de la dilatation ; nous voulons simplement indiquer comment elle doit être appliquée aux rétrécissements larges.

Dans tous les cas de rétrécissements larges, c'est aux hautes dilatations avec les bougies Béniqué, qu'il faudra recourir. Et lorsque nous disons « hautes dilatations » nous ne voulons pas fixer un numéro déterminé. Nous avons dit qu'il n'y avait pas de capacité uréthrale (Desnos). Pour certains urèthres, les hautes dilatations pourront être atteintes avec des bougies Béniqué n° 50 ou 55 ; tandis que pour d'autres cas il sera nécessaire de pousser la dilatation jusqu'aux numéro 60, 62 et même 64.

Le but à atteindre est de faire disparaître les saillies, les inégalités du canal, « mais il est impossible de fixer des chiffres qui permettent d'affirmer que le traitement est terminé; de grandes variations existent en effet dans le calibre de l'urèthre suivant les individus. Aussi doit-on chercher un autre guide pour se rapprocher de l'état normal : or l'urèthre physiologique permet un glissement régulier d'une boule exploratrice du méat à la région bulbaire, très doux, ou tout au moins sans donner lieu à un ressaut plus ou moins brusque tel qu'en fait ressentir un rétrécissement. Les ressauts peuvent persister dans tous les urèthres rétrécis, quel que soit le degré de dilatation auquel on les ait conduits. Tant qu'on en constate, la guérison n'est pas obtenue : la récidive se produira sûrement à bref délai. Au contraire, même dans les urèthres qui n'ont subi qu'une dilatation moyenne, si on ne constate aucun obstacle, aucune bride, ces urèthres ont les plus grandes chances de rester dilatés ; j'observe des malades de ce genre qui ont conservé leur calibre reconquis depuis plus de dix ans ». (Desnos. *Association d'Urologie*, 1899.)

La dilatation poussée jusqu'à ses plus extrêmes limites nous permettra d'atteindre souvent le but désiré ; et l'obstacle à l'émission de l'urine disparaissant, la colonne liquide n'exercera plus sur les parois uréthrales ces traumatismes si favorables à la persistance de lésions d'uréthrite.

Mais la dilatation fera-t-elle toujours disparaître les rétrécissements larges ? Non. Elle sera tout à fait impuissante, notamment, dans les cas de rétrécissements élastiques. Nous avons émis l'hypothèse que dans les cas où les brides sont nettement localisées sur une seule des parois uréthrales, ce serait la partie de muqueuse saine qui seule se laisserait dilater en mettant en jeu ses qualités élastiques. La dilatation n'aurait, dans ces cas, aucune action sur le tissu pathologique et ne pourrait par conséquent donner le résultat cherché. Il sera donc de toute nécessité lorsqu'on traitera par la dilatation un rétrécissement large de s'assurer si l'on n'a pas à faire à la variété élastique. Il sera bon de suivre au moyen de l'exploration les progrès du traitement, afin de ne pas être exposé à se livrer sans succès à de longues séances de dilatation. Dans les cas où la stricture se reformera immédiatement après la séance de dilatation (obs. I et II) ce moyen de traitement devra être aussitôt abandonné.

Sans parler des divers accidents qui doivent faire renoncer à la dilatation (accès de fièvre, hémorrhagies répétées, etc.), l'élasticité bien constatée d'un rétrécissement sera une contre-indication absolue de cette méthode.

On pourra essayer alors des courants continus appliqués selon la méthode de Newmann; mais nous avons vu quels étaient les inconvénients de ce procédé. Il pourra cependant, lorsqu'on voudra s'armer de beaucoup de patience, donner de très bons résultats.

Beaucoup plus rapides et aussi bons seront les résultats obtenus par l'uréthrotomie interne, nous voulons parler de l'uréthrotomie interne dite complémentaire d'arrière en avant, pratiquée soit avec l'instrument du Dr Albarran, soit avec l'instrument du Dr Desnos : Avant de pratiquer l'uréthrotomie, il sera nécessaire de déterminer aussi exactement que possible le siège exact de la stricture par rapport aux parois ; nous avons vu quels sont les procédés qui nous serviront pour ce diagnostic. En agissant ainsi on évitera de sectionner une partie saine de muqueuse, section qui serait le point de départ d'un rétrécissement traumatique. Le siège de la stricture étant bien déterminé, l'instrument du Dr Desnos, grâce à sa boule olivaire, nous permettra de l'atteindre et de n'atteindre qu'elle. On pratiquera plusieurs sections s'il est nécessaire.

L'uréthrotome du Dr Desnos est l'instrument de choix dans le traitement des rétrécissements élastiques. Il va sans dire que toute intervention de ce genre devra être suivie de quelques séances de dilatation.

On fera disparaître par ce procédé les brides contre lesquelles la dilatation aura été impuissante ou contre indiquée. L'opération est bénigne, les résultats en sont habituellement excellents et, après quelques séances de dilatation, l'exploration nous montrera le plus souvent un canal ayant reconquis sa souplesse normale. Pour plus de détails nous renvoyons à la thèse de Contrastin.

Ainsi donc les deux procédés qui nous semblent recommandables dans le traitement des rétrécissements larges sont la dilatation et l'uréthrotomie dite complémentaire.

Ajoutons que c'est par la dilatation lente, progressive, temporaire, qu'il faudra toujours commencer, c'est aussi par elle qu'il faudra toujours finir, afin de conserver et de parfaire les résultats obtenus par l'uréthrotomie.

Observations.

Obs. XV. — *Rétrécissements larges; uréthrite subaiguë.*

Dev..., 26 ans, graveur sur bois.

Première blennorrhagie en 1887. Traitée et guérie (?) par les injections de vin sucré. Eprouvait néanmoins, de temps en temps, en urinant, de légères douleurs localisées à la fosse naviculaire.

Nouvelles blennorhagies en 1891, 93 et 96. Dans l'intervalle voyait par intermittences une légère goutte le matin. Cette goutte n'a jamais définitivement disparu.

Le malade vient consulter le 10 août 1897. Il accuse à ce moment un écoulement appréciable, et des douleurs vaguement localisées sur le parcours de l'urèthre. L'examen microscopique ne montre pas de gonocoques.

Les urines sont louches. A l'exploration on reconnaît un rétrécissement pénien n° 18 et un rétrécissement rétro-naviculaire n° 20. La prostate est grosse, dure, régulière.

La dilatation est entreprise concurremment avec les instillations de protargol.

23 septembre. Les urines sont claires, la dilatation en est au n° 56 (béniqué), le méat gênant l'introduction de numéros plus élevés est débridé. La bride pénienne n'est sensible qu'à l'exploration n° 21.

11 novembre. Dilatation 60. Urines aseptiques, plus de goutte. L'explorateur n° 22 ne dénote plus d'inégalités. Le malade revient un mois après, les résultats se sont maintenus.

Obs. XVI. — *Urèthro-prostatite chronique; rétrécissements larges, péniens et bulbaires.*

Leg..., 38 ans, gardien de la paix.

Première et unique blennorrhagie, il y a deux ans (1897). Traitée par les injections de sulfate de zinc et ensuite par les grands lavages au permanganate de potasse. Le malade a toujours constaté une goutte matinale.

Actuellement (8 avril 1899), le malade éprouve une légère douleur au périnée et un peu de cuisson à la fin des mictions qui ne sont pas très fréquentes. Suintement inappréciable.

Les urines sont claires et présentent quelques filaments lourds. L'exploration de l'urèthre nous montre deux rétrécissements, l'un à la fosse naviculaire, un second dans la région pénienne. L'un et l'autre sont accrochés par l'explorateur n° 19.

La vessie présente quelques grammes de rétention. Le toucher rectal fait sentir une prostate dont le lobe droit est dur et gros ; rien au col des vésicules. Rien aux épididymes.

Dilatation. Instillations de protargol.

Le 30 avril, dilatation n° 56. Urines absolument nettes sans filaments ni points.

Le malade n'est revu que le 24 novembre de la même année (1899). La dilatation est recommencée et on pratique à sa suite des instillations d'acide picrique.

Le 20 janvier, dilatation 60, — urines nettes, — à l'exploration, l'urèthre paraît souple.

Le malade ne revient que le 28 février, la goutte a reparu. A l'exploration frottement rugueux, à la région scrotale, pas de ressaut L'endoscope nous fait voir en avant du cul-de-sac du bulbe une muqueuse dépolie et granuleuse par places. Cautérisation au chlorure de zinc. Le malade n'a pas reparu.

Obs. XVII. — *Rétrécissement large ; uréthrite chronique.*

Ra..., 27 ans, coiffeur.

Se présente à la clinique du Dr Desnos, le 11 septembre 1899.

Accuse une blennorrhagie en 1892. Durée environ 16 mois, mal soignée. Depuis cette époque, trois ou quatre poussées aiguës.

Actuellement : à la suite du plus léger excès l'écoulement reparaît tantôt assez abondant, tantôt sous forme d'un léger suintement. Depuis longtemps, douleurs avant la miction ; nécessité de donner un « coup de pompe ». Après la miction quelques gouttes restent dans le canal. Douleurs dans la région lombaire. Pas de fréquence, jamais d'hématurie, ni d'uréthrorragie.

A l'examen : les urinés sont louches avec de nombreux filaments. L'exploration du canal dénote un rétrécissement bulbaire n° 21. Les épididymes et la prostate sont normaux.

Le malade est traité par la dilatation et les instillations de protargol. Le 25 septembre, le n° 52 (beniqué) est introduit ; les urines ne présentent que quelques points.

Le malade ne revient plus jusqu'au 15 février 1900. Il est atteint à ce moment d'une poussée aiguë. Lavage au permanganate du canal antérieur. Plus tard (26 février), reprise de la dilatation et des instillations de protargol. Le 16 mai, dilatation n° 56. Urines aseptiques. La dilatation est poussée jusqu'au n° 59 (23 mai). Le malade se considère comme guéri et ne revient plus. Néanmoins l'exploration accusait encore une légère inégalité.

Obs. XVIII. — *Rétrécissements larges; uréthrite chronique.*

Do..., 35 ans; coiffeur.

Une seule blennorrhagie à l'âge de 27 ans. Traitée par différents procédés, parut tout d'abord guérie; mais le malade constata par la suite un léger écoulement apparaissant et disparaissant tour à tour sans cause appréciable.

Fut soigné il y a trois ans (1895), à la clinique du Dr Desnos. Il fut soumis à la dilatation pendant trois mois (n° 52). Ne revint plus et ne s'occupa plus de son canal depuis cette époque.

Se représente le 29 avril 1898. Se plaint de douleurs lombaires assez vagues; a constaté à plusieurs reprises que les lèvres du méat étaient accolées le matin.

Les urines présentent de nombreux filaments.

A l'exploration de l'urèthre on constate des rétrécissements multiples. Deux d'entre eux, l'un naviculaire, l'autre pénien, donnent le ressaut typique avec l'explorateur n° 23; un troisième bulbaire est facilement reconnu avee un explorateur n° 20.

La dilatation est entreprise, mais ne donne pas de résultat et fait facilement saigner.

On a recours à l'uréthrotomie complémentaire qui est pratiquée le 23 mai 1898.

La dilatation consécutive fut conduite jusqu'au n° 59 (Beniqué) (2 juin). Le malade fut obligé de s'absenter à cette époque.

Il revint au mois d'août de la même année avec une

blennorrhagie aiguë résultant probablement d'une nouvelle infection.

Obs. XIX. — *Rétrécissement large ; uréthrite chronique.*

Com..., 53 ans ; cuisinier.

Nombreuses blennorrhagies dans sa jeunesse. Quelques-unes n'ont jamais été soignées, d'autres l'ont été, mais mal.

Déjà vu et traité à la clinique de la rue Malebranche il y a six ans (1893). Uréthrotomie complémentaire à cette époque. Dilatation consécutive poussée jusqu'au n° 62 (Beniqué). Depuis, le malade n'a plus fait examiner son canal.

Se représente le 27 août 1897. Se plaint depuis quelque temps de légères douleurs vaguement localisées. Constate depuis quelques jours un léger suintement le matin.

Les urines sont claires et présentent à peine quelques points.

L'exploration du canal ne donne rien avec l'explorateur n° 18. Le n° 20 ne donne pas de ressaut typique, mais un frottement à la région pénienne à peu près à égale distance entre le méat et le cul-de-sac du bulbe. Le n° 22 donne à cette place le ressaut très net. Epididymes et prostate normaux.

On pratique la dilatation sans instillations.

Le 13 septembre. Le n° 62 Beniqué est introduit. Les urines sont absolument nettes. L'exploration nous montre que le canal a repris sa souplesse Le malade est prévenu qu'il devra venir de temps en temps, tous les trois mois d'abord, tous les six mois ensuite, faire examiner son canal.

Obs. XX. — *Uréthro-prostatite chronique ; rétrécissement large.*

Le... 34 ans, cocher.

Première blennorrhagie en 1886, au régiment, bien guérie. Deuxième blennorrhagie il y a cinq ans (1893) traitée par injections de sulfate de zinc et de nitrate d'argent, puis par instillations nitratées, n'a jamais complètement guéri.

Examen à la clinique du Dr Desnos le 10 septembre 1898. Goutte tous les matins, opaline, apparaissant quelquefois l'après-midi, ne tachant pas le linge. Comme symptômes subjectifs, quelques picotements à la racine de la verge. Il y a trois mois, douleurs dans le testicule droit.

Les urines tiennent en suspension de nombreux filaments.

A l'exploration on reconnaît un rétrécissement bulbaire n° 17 ; le méat étroit ne permet pas l'introduction d'explorateurs de plus gros volume.

Vessie saine, pas de rétention.

Testicules et épididymes : Epididymes bosselés surtout à droite.

Le toucher rectal nous montre une prostate aplatie à bords un peu indurés, surtout à droite.

On institue comme traitement la dilatation suivie d'instillations de sublimé. Après quelques séances, le malade se trouve mieux et, malgré les conseils qui lui sont donnés, ne revient pas.

Obs. XXI. — *Uréthrite chronique ; rétrécissement large ; phimosis congénital.*

Bon..., 23 ans, dessinateur.

Première blennorrhagie en juillet 1898. Rapidement guéri par injection de Laurénol.

Deuxième blennorrhagie au mois de novembre de la même année. Même traitement, guérison apparente. Le malade avait des rhumatismes dans ses antécédents; il éprouve une poussée rhumatismale à cette occasion.

Actuellement constate une goutte claire tous les matins. Urine avec une certaine difficulté ; jet en vrille. De temps en temps, après fatigue, légère cuisson en urinant. Jamais de sang.

Examen le 18 avril 1900. Le malade se présente à la clinique pour un phimosis qui le gêne fortement pendant le coït. Les urines sont claires et contiennent en suspension de rares filaments légers.

L'exploration de l'urèthre donne un ressaut avec l'explorateur n° 18 à la région bulbaire.

La dilatation est instituée, mais doit être abandonnée parce que d'abord elle provoque des saignements et ensuite parce qu'on constate que le rétrécissement est élastique; il siège sur la paroi latérale gauche et sur la paroi supérieure.

Uréthrotomie complémentaire le 16 mai. Section de la bride aux points indiqués. Suites bonnes.

La dilatation consécutive est poussée jusqu'au n° 60 (Béniqué). Après exploration le malade est renvoyé à un mois.

En juillet le malade revient. La guérison est confirmée.

Revient tous les deux ou trois mois se soumettre à une séance de dilatation.

Obs. XXII. — *Suppuration uréthro-prostatique ; infection vésicale ; rétrécissements larges multiples.*

P..., 48 ans, horloger.

Première blennorrhagie à l'âge de 20 ans ; de longue durée, bien guérie Deuxième blennorrhagie trois ans après, bien guérie également. En tout quatre ou cinq blennorrhagies. Jamais de troubles de la miction.

Il y a quinze ou dix-huit jours, écoulement trois semaines après rapport douteux. Mictions fréquentes.

Se présente à la clinique de la rue Malebranche le 14 novembre 1898.

Plus d'écoulement ; à peine un suintement inappréciable le matin.

Urines : très infectées, odeur prononcée, gros filaments lourds. Presque rien aux épididymes.

Au périnée, tumeur dure, fusiforme, fluctuante en voie de ramollissement.

Canal : l'explorateur n° 18 accroche au cul-de-sac du bulbe, aux régions pénienne et naviculaire.

Vessie irritable sans rétention.

Le toucher rectal montre une prostate creusée du côté droit d'une anfractuosité avec rebords fongueux dans laquelle le doigt pénètre de deux ou trois centimètres. Pas de symptômes de communication uréthro-rectale.

Le 16 novembre. La tumeur périnéale a diminué, on sent une crépitation (peut-être communication de gaz rectaux). La dépression creusée dans la prostate est plus éteudue.

Le malade n'est pas revu.

Obs. XXIII. — *Uréthro-prostatite chronique ; rétrécissement large.*

L..., 35 ans, ferblantier.

Première blennorrhagie à 19 ans. Durée sept mois. Orchite consécutive, guérie. Deuxième blennorrhagie à

25 ans. Durée six mois environ avec orchite également. Troisième blennorrhagie à 27 ans; durée de l'état aigu un mois. Le malade prenait pour se soigner des capsules de santal.

Il y a huit mois environ (avril 1897), douleurs violentes dans la région lombaire. Ces douleurs étaient ressenties depuis deux ans, mais n'avaient jamais pris ce caractère aigu.

A cette époque, le cathétérisme montra des rétrécissements. Le malade fut dilaté et eut deux fois de suite une cystite consécutive aux séances de dilatation. Pas d'amélioration du côté des reins.

Le malade se présente à la clinique du docteur Desnos le 5 janvier 1898. Il souffre toujours de douleurs dans la région lombaire; mictions fréquentes sans douleurs. Les urines présentent quelques points, le cathétérisme explorateur fait découvrir deux rétrécissements n° 19, l'un bulbaire, l'autre pénien.

En raison des accidents précédemment provoqués par la dilatation, l'uréthrotomie complémentaire est proposée et acceptée.

Elle est pratiquée le 17 janvier. Suites bonnes. La dilatation consécutive est poussée jusqu'au n° 56 (21 février). Le canal est souple, le malade ne souffre plus. Non revu.

Obs. XXIV. — *Rétrécissements larges; uréthro-prostato-cystite; fistules.*

P..., 42 ans, marchand.

Ostéomyélite il y a trente-deux ans.

Première blennorrhagie il y a vingt-deux ans (cordée).

Deux ans après (1880), à l'hôpital du Midi, dilatation pour rétrécissement.

Depuis le malade se dilate lui-même (n° 20).

Depuis cette époque, le malade a eu plusieurs nouvelles uréthrites.

Il y a quatre ans (1895), à la suite de cathétérisme, le malade urine du pus par le canal. Abcès ouvert à Necker. Fistule persistante.

Se présente à la clinique du docteur Desnos le 8 novembre 1899. A ce moment, le malade urine douze à quinze fois par jour ; plus souvent le jour que la nuit. Pas de troubles de locomotion. Souvent sang pur à la fin de la miction après une fatigue.

Examen : urines claires avec quelques petits points. Fistule à l'anus.

Urèthre. Série de ressauts successifs avec l'explorateur à boule n° 16.

Vessie. Sans rétention ; capacité 300 grammes ; parésiée.

Prostate : lésions de péri-prostatite ancienne. La prostate est masquée par un semis de granulations remontant jusqu'aux vésicules.

Le malade n'est pas venu se soumettre au traitement qui lui était preposé.

Obs. XXV. — *Uréthrite subaiguë ; rétrécissement large.*

B..., 47 ans ; employé comptable.

En 1875, première blennorrhagie : durée quatre ou cinq mois. Epididymite consécutive. Goutte persistante.

Recrudescence en 1890 ; durée de la période aiguë trois mois ; traitement : opiat et bougies Raynal. Les phénomènes aigus disparaissent, mais la goutte persiste toujours.

Au mois de juin 1898. Le malade est vu à la clinique de la rue Malebranche atteint d'uréthrite subaiguë qu'il traite depuis le mois d'avril avec différents moyens, sans succès.

L'examen bactériologique de la goutte montre l'absence de gonocoque. Les urines sont louches.

L'exploration du canal fait découvrir une bride bulbaire accessible à l'explorateur n° 17.

La prostate est un peu grosse; les épididymes sont sains, la vessie normale.

La dilatation entreprise concurremment avec les instillations de nitrate d'argent ne donne pas de résultat.

L'uréthrotomie avec l'instrument du Dr Desnos est pratiquée le 3 octobre. Peu de sang, mais fièvre (plusieurs accès) qui nécessite la reprise de la sonde à demeure. Tout rentre dans l'ordre et la dilatation est reprise le 17 octobre (Béniqué 45). Le 21 décembre, le n° 60 Béniqué est passé. Le malade va très bien; cependant l'explorateur n° 20 accuse quelques inégalités. Le malade ne revient pas.

Obs. XXVI. — *Uréthrite chronique ; rétrécissement pénien large.*

T..., 25 ans, employé des postes.

Pas d'antécédent du côté du canal, s'est marié il y a huit mois. Sa femme avait de la leucorrhée. Le malade constate un léger écoulement indolore un mois après son mariage. Léger saignement après coït.

Vient consulter à la clinique du Dr Desnos le 2 mai 1898. Léger suintement uréthral, les urines, claires, tiennent en suspension de rares filaments flottants. Au-dessus de l'orifice du canal, sur le gland, on constate une fistule borgne sans profondeur formée aux dépens d'une petite glande.

L'exploration accuse à la région pénienne une bride n° 18, probablement d'origine cicatricielle.

Les autres organes sont sains : la prostate est normale; rien aux épididymes.

Le malade fut soumis à la dilatation et aux installations argentiques.

Après quelques séances de dilatations poussée jusqu'au n° 54 (Béniqué) et douze instillations nitratées, le malade paraît guéri. L'exploration montre une muqueuse souple ; les urines ne présentent ni filaments ni points (6 avril). Le malade ne revient pas par la suite faire examiner son canal.

Se représente dix-huit mois après. La goutte a reparu. Tout rentre dans l'ordre après quelques séances de dilatation (Béniqué 55). Le malade ne revient plus, malgré les conseils donnés.

Obs. XXVII. — *Uréthrite chronique*; *rétrécissement pénien.*

C..., 26 ans, employé.

Première blennorrhagie en 1891 : durée un mois.

Deuxième en 1895, mal soignée par toutes sortes d'injections et de balsamiques. Mal guérie; la goutte persiste depuis cette époque. Le malade a eu un léger saignement de l'urèthre après une fatigue.

Se présente à la clinique de la rue Malebranche le 7 février 1898. Le malade accuse une goutte matinale persistante; pas de troubles de la miction, ni fréquence, ni douleur.

Les urines sont limpides, elles présentent quelques filaments lourds.

L'exploration de l'urèthre décèle un rétrécissement pénien n° 19.

La vessie est très contractile; l'exploration vésicale avec cathéter métallique ne découvre pas de corps étranger.

La prostate est à peu près normale quoique un peu développée. saillante.

Rien aux épididymes.

Le malade ne vient se soumettre au traitement qui lui est proposé que deux mois plus tard (avril); entre temps, il s'est fait faire quinze instillations. Goutte encore le matin, urines belles.

On pratique la dilatation et on fait des instillations de protargol.

Au mois de juin. Dilatation 58 (Beniqué). Pas de résultat satisfaisant: la goutte persiste. L'uréthrotomie proposée est repoussée.

Obs. XXVIII. — *Uréthro-prostatite chronique; rétrécissements larges.*

L..., 33 ans, représentant de commerce.

Première blennorrhagie il y a cinq ans : durée trois semaines. Épididymite consécutive. Deuxième blennorrhagie il y a huit mois. Injections de sublimé ; à l'intérieur copahu : guérison apparente au bout de trois semaines. Traité à Rouen, où il est dilaté sept ou huit fois, il y a six mois.

Vient consulter à la clinique de la rue Malebranche le 4 décembre 1899.

Écoulement inappréciable même le matin. Pas de douleur, pas de fréquence, pas de difficulté pour uriner. Cependant, il reste toujours quelques gouttes dans son canal après la miction.

Urines claires avec quelques points.

L'exploration dénote un rétrécissement bulbaire n° 23.

La vessie est saine. La prostate est grosse, irrégulière. L'épididyme droit présente une induration provenant d'une orchite ancienne.

Le traitement institué fut : dilatation et instillations de protargol.

Le 22 décembre, le Beniqué 52 était introduit. Le 12 janvier (1900) les urines sont claires, sans filaments ni points. Dilatation 56. Le 16 janvier, l'explorateur n° 24 accuse encore des inégalités. Malgré les conseils donnés, le malade ne revient pas.

Obs. XXIX. — *Tuberculose uro-génitale ; rétrécissement large.*

Ver..., 27 ans, employé.

Vient consulter en mai 1898. Ne présente comme antécédents qu'une première blennorrhagie, il y a environ quatre ans, qui à paru bien guérie et une deuxième il y a environ deux mois, guérie à peu près et rapidement. Il n'y a plus d'écoulement apparent, à peine une légère goutte le matin ; le malade se plaint seulement de douleurs en urinant.

A l'examen les urines sont absolument nettes ; les épididymes sont très légèrement bosselés.

Au toucher rectal la prostate paraît aplatie, étalée ; la région centrale est dépressible ; les bords inférieurs sont saillants et présentent des bourrelets, surtout à gauche.

Les deux vésicules séminales sont envahies, surtout celle de droite qui présente une bosselure comme une noisette.

L'urèthre à ce premier examen parut libre avec un explorateur n° 19.

Le traitement général fut ordonné. Rien localement jusqu'au 7 août. A ce moment le malade accuse des douleurs vives à la miction. On pratique alternativement des instillations d'huile gaïacolée et de sublimé jusqu'au 1er septembre.

A cette époque une nouvelle exploration de l'urèthre fait découvrir un rétrécissement bulbaire n° 23. Le 26 octobre la dilatation atteignait le n° 56 (Beniqué). Le malade allait beaucoup mieux, la douleur avait presque disparu. Non revu.

Obs. XXX. — *Uréthro--prostatite chronique tuberculeuse* ; *rétrécissement large.*

Tho... ; 38 ans ; employé de commerce.

Première blennorrhagie il y a quatre ou cinq ans. Orchite à cette époque à la suite de grands lavages forcés au permanganate de potasse. Depuis goutte persistante. A épuisé tout l'arsenal thérapeutique et a changé plusieurs fois de médecin, sans résultat.

Vu à la clinique de la rue Malebranche le 8 juillet 1898

Le malade se plaint de douleurs vagues dans la région vésicale. Dans les mictions l'expulsion des dernières gouttes est douloreuse. Les envies sont fréquentes et impérieuses; pas de sang. Pendant la défécation le malade voit sourdre au méat un liquide filant.

Les urines sont louches et tiennent en suspension de nombreux filaments.

L'urèthre présente une double bride bulbaire accessible à l'explorateur n° 20.

La prostate est grosse, bosselée, les vésicules sont envahies; le col de la vésicule gauche est recouvert d'un semis de granulations de la grosseur d'un grain de plomb.

Les épididymes présentent des bosselures très nettes surtout à droite.

Le malade vint se soumettre à quelques instillations de sublimé; mais encore une fois découragé, il ne revint plus.

Obs. XXXI. — *Prostatite tuberculeuse; rétrécissements larges.*

Fa..., 37 ans; employé.

Traité précédemment à la clinique du Dr Desnos pour prostatite tuberculeuse. Deux ou trois blennorrhagies comme antécédents vénériens.

Se présente pour la deuxième fois le 7 septembre 1899.

Etat à ce moment : pas de douleurs; légère goutte huileuse après miction; pas de sang; pas de fréquence.

Les urines claires présentent de nombreux points.

L'examen du canal fait découvrir avec l'explorateur à boule n° 19 deux rétrécissements bulbaires larges donnant un ressaut très sec.

L'épididyme droit présente des indurations s'étendant au canal déférent.

La prostate développée présente quelques indurations; le col de la vésicule droite est masqué par un noyau de la grosseur d'une noisette; la vésicule elle-même est envahie. Atrophie du testicule gauche.

On commence le traitement local par quelques instillations de sublimé avant de procéder à la dilatation. On pratique trois instillations après lesquelles le malade ne revient plus.

Obs. XXXII. — *Urèthro-cystite tuberculeuse; rétrécissements larges.*

Arn..., 41 ans; emballeur.

Première blennorrhagie à l'âge de 21 ans; durée six mois, traitée par l'injection Patesson; guérie. (?)

Il y a trois ans, abcès périnéphrétique opéré par le Dr Tillaux. Le traitement consécutif dura trois mois, après lesquels guérison définitive. Un an auparavant le malade avait eu une poussée aiguë de gravelle et depuis cette époque des troubles vésicaux avaient subsisté. Mictions fréquentes, impérieuses, douloureuses surtout à la fin pour l'expulsion des dernières gouttes. Goutte purulente le matin.

Le malade est vu à la clinique du Dr Desnos le 15 avril 1899. Le malade se plaint à ce moment d'envies fréquentes d'uriner; l'expulsion des dernières gouttes seule est douloureuse; les mictions se répètent toutes les dix minutes dans la journée; elles sont moins fréquentes la nuit, elles ne sont pas influencées par la marche ou les secousses de voiture. Depuis une quinzaine de jours un peu d'incontinence; les urines troubles ont présenté quelques caillots.

L'exploration vésicale à l'aide de l'explorateur métallique est négative : pas de corps étranger.

L'urèthre présente des rétrécissements péniens et bulbaires accessibles à l'explorateur n° 18.

Rien aux épididymes. La prostate présente des noyaux indurés qui s'étendent aux vésicules.

Vessie : Retention 50 grammes.

Le malade n'a pas été revu.

Observations résumées.

Obs. XXXIII. — *Uréthro-cystite ; rétrécissement large.*

Mou..., 24 ans, charbonnier, deux ou trois blennorrhagies ; la plus ancienne remontant à huit ans. Goutte persistante. Phénomènes de cystite. Mictions fréquentes par intermittence rarement douloureuses.

Rétrécissements larges bulbaires n° 18.

Instillation protargol et dilatation (Beniqué) jusqu'au n° 56. Grande amélioration.

Obs. XXXIV. — *Uréthrite chronique ; rétrécissement large.*

Fl..., 25 ans, tailleur, Blennorrhagie il y a dix-huit mois, imparfaitement guérie, Poussée aiguë six mois après. Depuis écoulement persistant.

Rétrécissements : bulbaire n° 20 ; pénien n° 21.

Le traitement n'a pas été appliqué.

Obs. XXXV. — *Uréthro-prostatite chronique*; *rétrécissement large.*

Vil..., 55 ans, herboriste. Une seule blennorrhagie il y a vingt ans; depuis syphilis. Goutte persistante parfois, à la suite d'excès, écoulement subaigu. Soigné par injection et instillations de toute sorte.

Rétrécissement bulbaire n° 19.

Prostate déformée, dure.

Dilatation ; instillations, acide picrique. Au bout de deux mois dilatation 57, 15 instillations. Guérison.

Obs. XXXVI. — *Rétrécissement large*; *uréthrite chronique.*

Bom..., 31 ans, employé. Quatre blennorrhagies antérieures, la première remontant à dix ans. Ecoulement appréciable traité par tous les moyens sans résultat.

Rétrécissement pénien n° 19.

Dilaté pendant trois mois sans grand résultat; instillation de protargol et d'acide picrique.

Obs. XXXVII. — *Uréthrite chronique*; *rétrécissement large.*

Lo..., 24 ans, épicier. Blennorrhagie remontant à deux ans, suivie d'une poussée aiguë un an après. Imparfaitement guérie. Cystite. Rétrécissement bulbaire n° 16. Dilaté pendant très longtemps sans jamais dépasser le 52 Beniqué. Le malade refuse l'uréthrotomie à plusieurs reprises. Instillations de nitrate d'argent, d'acide picrique, de protargol. Améliorations et recrudescences successives.

Obs. XXXVIII. — *Uréthrite chronique ; rétrécissement large.*

Lab..., 28 ans ; garde républicain. Blennorrhagie il y a six mois ; pas de blennorrhagie antérieure (?) Traitée par MnO^4K^2 sans résultats satisfaisants ; l'écoulement persiste. Pas de gonocoques Goutte même dans la journée.

Rétrécissement bulbaire n° 19. Dilatation (Beniqué) n° 62. Instillations protargol. Guérison.

Obs. XXXIX. — *Rétrécissement naviculaire ; uréthro-cystite ; atonie vésicale.*

B..., 41 ans, cordonnier.

Trois blennorrhagies, la dernière il y a sept ans. Guérison incomplète. Douleurs lombaires. Goutte du matin fréquemment appréciable. Bride de la fosse naviculaire n° 23. Atonie vésicale marquée sans rétention.

Dilatations (jusqu'au 54, Beniqué). Incision de la bride qui est très près du méat. Lavages vésicaux au protargol. Au bout d'un mois, la vessie a repris sa force. L'examen cystoscopique qui, au début, avait montré une vessie vasculaire avec desquamation accuse une notable amélioration des lésions. L'écoulement uréthral a complètement disparu.

Obs. XL. — *Uréthro-prostatite chronique ; rétrécissements larges.*

V..., 26 ans, facteur.

Première blennorrhagie il y a quatre ans, dernière il y a huit mois. Goutte persistante. Rétrécissements bulbaires n° 20. Méat étroit (21). Lésions de prostatite chronique. Après quelques séances de dilatation et d'instillations d'acide picrique, très grande amélioration.

Obs. XLI. — *Uréthrite chronique* ; *rétrécissement large.*

D..., 26 ans, employé.

Unique blennorrhagie datant de sept mois. Saignement après coït. Goutte persistante. Bride cicatricielle de la région pénienne n° 23. Dilatation pendant quatre mois (62 Beniqué). Instillations de nitrate d'argent et d'acide picrique. Rétrécissement élastique. Uréthrotomie refusée.

Obs. XLII. — *Rétrécissement large*; *uréthrite chronique.*

G..., 28 ans, épicier.

Deux blennorrhagies, la première il y a trois ans, la dernière il y a six mois. Traitées l'une et l'autre par tisane de chiendent et opiat. Goutte chaque matin. Rétrécissement bulbaire large n° 25. Dilatation jusqu'au n° 60 Beniqué. Instillations de nitrate d'argent et de chlorure de zinc. Guérison apparente au bout de trois mois de traitement, le canal, sans présenter de ressaut, n'a pas toute la souplesse désirable.

Obs. XLIII. — *Epididymite chronique*; *uréthrite chronique*; *rétrécissement large.*

B..., 44 ans, employé.

Cinq ou six blennorrhagies dans ses antécédents, suintement léger, induration de l'épididyme droit. Rétrécissement pénien n° 22. Dilatation rapidement poussée jusqu'au n° 60, après six séances. Sept instillations de nitrate d'argent. L'amélioration est telle que le malade ne vient plus se faire soigner.

OBS. XLIV. — *Rétrécissements larges multiples; uréthrite chronique.*

D..., 24 ans, maréchal.

Nie avoir eu de blennorhagie. Les urines tiennent en suspension des filaments lourds. Mictions fréquentes et douloureuses. Rien à signaler ni à la prostate ni aux épididymes. Rétrécissements péniens n°s 23 et 20. Rétrécissement bulbaire n° 19. Très grande amélioration au bout de trois semaines par dilatation (Beniqué 60) et instillations de protargol dans l'urèthre et dans la vessie.

OBS. XLV. — *Rétrécissement large ; infection uréthrale.*

Jea..., 45 ans ; charbonnier. Première blennorrhagie à 30 ans. Il y a dix-huit mois, nouvelle infection incomplètement guérie. Ecoulement persistant. Nombreux filaments dans les urines. Rétrécissement situé en avant de la région bulbaire n° 18.

Dilatation et instillations de nitrate d'argent. Au bout de deux mois de ce traitement (Béniqué n° 60), l'explorateur ne signale aucune irrégularité. L'écoulement a totalement disparu, les urines sont absolument nettes.

Le malade revient tous les trois mois; les résultats acquis se maintiennent parfaitemeut depuis deux ans.

OBS. XLVI. — *Rétrécissements larges multiples ; uréthrite subaiguë.*

Ler..., 24 ans ; ferblantier. Malgré son jeune âge, a

déjà eu cinq blennorrhagies diversement traitées, plus ou moins guéries. La dernière, il y a six mois, persiste toujours. Ecoulement assez abondant ; pas de gonocoques.

Dès que l'état le permet, l'exploration est faite et signale une série de brides nos 16 et 17, s'étendant du méat au cul-de-sac du bulbe.

La dilatation ne peut être longtemps pratiquée, elle provoque des accès de fièvre après chaque séance.

Le malade refuse l'uréthrotomie interne.

Nous avons eu sous les yeux un nombre considérable d'observations dans lesquelles la coexistence de ces deux éléments pathologiques : rétrécissements larges et uréthrite chronique était notée. Nous n'avons pas la prétention de les donner toutes ici. Elles ne nous apprendraient rien de nouveau et elles doubleraient sans intérêt le volume de ce travail. Nous croyons bon toutefois de dire à cette place que les observations qui ont fourni des documents pour cette thèse n'y sont pas toutes consignées. En réalité, nous nous sommes basé sur un nombre de cas bien plus important, et nous avons le plus souvent connu et suivi nous-même les malades.

CONCLUSIONS

I

1° Le rétrécissement large est un léger empiètement permanent sur le calibre de l'urèthre, quelque minime que soit cet empiètement, quel que soit le calibre de l'urèthre en cause.

2° Il existe des rétrécissements larges, dits rétrécissements élastiques ; ils ont pour principal caractère clinique de se laisser facilement dilater et de se reformer immédiatement après la dilatation.

3° Nous avons remarqué que, souvent, lorsqu'il s'agit de rétrécissements élastiques, le tissu de sclérose, loin d'être annulaire, siège exclusivement sur une des parois de l'urèthre et nous pensons que c'est le segment de muqueuse saine qui dans ce cas, serait seul susceptible de se distendre ; la dilatation serait par conséquent sans effet sur le tissu pathologique.

4° La recherche de ces rétrécissements est délicate, elle doit être pratiquée avec des explorateurs de gros calibre et, pour plus de précision, le spécialiste emploiera les explorateurs métalliques et l'endoscope.

II

5° Toutes les fois qu'on se trouve en présence d'une uréthrite invétérée, rebelle à la thérapeutique ordinaire, il faut rechercher le rétrécissement large.

6° L'uréthrite chronique est fréquemment sous la dépendance du rétrécissement large ; celui-ci entretient dans son voisinage, en avant et en arrière, une zone d'hyperhémie favorable à la persistance des lésions.

7° Sur les lésions d'uréthrite postérieure peut venir se greffer l'infection tuberculeuse.

8° L'endoscope nous permet de constater que les lésions d'uréthrite chronique peuvent siéger en un point quelconque de la muqueuse uréthrale et non pas forcément aux points classiques.

9° La thérapeutique sera surtout dirigée contre le rétrécissement ; le traitement de choix est la dilatation poussée jusqu'à ses plus hautes limites.

10° Dans les cas de rétrécissements élastiques l'uréthrotomie s'impose : nous donnons la préférence à l'uréthrotomie dite complémentaire pratiquée avec l'instrument du Dr Desnos.

INDEX BIBLIOGRAPHIQUE

Albarran. — Un nouvel uréthrotome (Ann. génito-urinaires, janvier 1892).

— Rétrécissements larges de l'urèthre (*Id.*, 1893).

Arnaud. — Contribution à l'étude des uréthrites liées aux rétrécissements de l'urèthre (Thèse. Paris, 1898).

Azéma. — Quatre méthodes de traitement des rétrécissements de l'urèthre (Th. Paris, 1890).

Carlès. — De la dilatation rapide dans le traitement des rétrécissements de l'urêthre (Th. Montpellier, 1884).

Cestan et Legueu. — Du rétrécissement traumatique de l'urèthre (Ann. gén.-ur., 1893).

Civiale. — Maladies des organes génito-urinaires.

Contrastin. — Des uréthrotomies complémentaires à sections multiples (Th. Paris, 1894).

Delabarthe. — Contribution à l'étude de la période dite latente du rétrécissement blennorrhagique (Th. Paris, 1887).

Delagénière. — Electrolyse et rétrécissements de l'urèthre (Ann. gén.-ur., 1890).

Desault. — Traité des maladies des voies urinaires, 1803.

Desnos. — Traité élémentaire des maladies des voies urinaires.

— Des uréthrotomies complémentaires (Congrès de chirurgie, 1893).

— Résultats éloignés des électrolyses de l'urèthre (Archives d'électricité médicale, 1898).

— Recherches expérimentales sur l'électrolyse de l'urèthre (Ann. gén.-urin., août 1893).

Desnos et Guillon. — Traitement des uréthrites chroniques par les instillations d'acide picrique.

Dupierris (1839). — Traitement des rétrécissements par la malaxation.

Finger. — Blennorrhœ der Sexualorgan (1888).

Fort. — Nouveau procédé pour guérir les rétrécissements de l'urèthre.

Guiard. — Traité des uréthrites chroniques, vol. II.

— Limite de la dilatation progressive dans le traitement des rétrécissements uréthraux. Remarquable efficacité de la méthode des hautes dilatations dans les cas difficiles et rebelles (Association d'urologie, 1899).

Guyon. — Leçons cliniques.

Halle et Warsermann. — Nouvelle contribution à l'étude de l'anatomie pathologique des rétrécissements de l'urèthre.

Hamonic. — Traité des rétrécissements.

Hartmann. — Dilatation permanente (Ann. gén.-ur., nov. 1885).

Janet. — Leçons cliniques du Dr Guyon. Endoscopie uréthrale.

Jurquet. — Des rétrécissements de large calibre de l'urèthre (Thèse, Bordeaux).

Jusseaume. — Résultats éloignés de l'électrolyse linéaire double dans le traitement des rétrécissements de l'urèthre rebelles à la dilatation (Th. Paris, 1897).

La Calle (de). — Contribution à l'étude des rétrécissements larges de l'urèthre (Th. Paris, 1893).

Malherbe. — Sur la dilatation mécanique progressive des rétrécissements de l'urèthre (Ann. gén.-ur., 1885).

Mallez et Tripier. — De la guérison durable des rétrécissements de l'urèthre par la galvano-caustique chimique (1867).

Minguet. — De la pluralité des uréthrites. Uréthrites non blennorrhagies (Th. Paris, 1892).

Noguès. — De la réparation de l'urèthre périnéal.

Nollet. — De la valeur thérapeutique de l'électrolyse linéaire dans le traitement des rétrécissements rebelles à la dilatation (Th. Paris, 1893).

Otis. — Stricture of the male urethra.

Oberlander. — Atlas d'uréthroscopie.

Pousson. — Gazette hebdomadaire des sciences médicales de Bordeaux (1888).

— Bulletin médical (2 nov. 1893).

Reliquet. — De l'uréthrotomie interne (1865).

Reybard. — Traité pratique des rétrécissements du canal de l'urèthre (1853).

Sprecher. — Sur les rétrécissements blennorrhagiques précoces du canal de l'urèthre (Th. Paris, 1896).

Thompson. — Stricture of the urethra.

Tillaux. — De l'uréthrotomie interne (Th. Paris, 1863).

Viaud-Grandmarais. — Contribution à l'étude des uréthrotomies complémentaires.

Paris. — Typ. A. DAVY, 52, rue Madame. — Téléphone.

www.ingramcontent.com/pod-product-compliance
Ingram Content Group UK Ltd.
Pitfield, Milton Keynes, MK11 3LW, UK
UKHW012051240726
13965UKWH00003B/1211

9 782013 559652